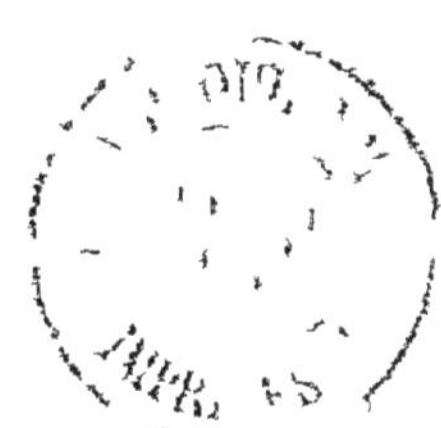

LES SYNESTHÉSIES

BIBLIOTHÈQUE DE PSYCHOLOGIE EXPÉRIMENTALE
ET DE MÉTAPSYCHIE

Directeur : RAYMOND MEUNIER

LES SYNESTHÉSIES

PAR

HENRY LAURES

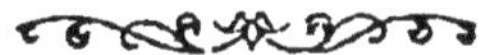

PARIS
LIBRAIRIE BLOUD ET Cie

1908

Bibliothèque de Psychologie expérimentale et de Métapsychie

Directeur : RAYMOND MEUNIER

La *Bibliothèque de Psychologie expérimentale et de Metapsychie* s'adresse aux professeurs, aux médecins, aux étudiants et au public cultivé qu'elle renseignera sur les données acquises par la science contemporaine dans le domaine psychologique et psychique. Ces données sont aujourd'hui assez nombreuses et assez solidement établies pour qu'il ait pu paraître opportun de les faire connaître en dehors du monde encore restreint des travailleurs de laboratoire et des spécialistes. Ceux-ci trouveront d'ailleurs, parmi nos monographies, une série de mises au point utiles à leurs recherches et des exposés personnels de questions moins étudiées et plus théoriques. Nous pensons qu'ils porteront intérêt à cette nouvelle publication si nous en jugeons par l'accueil empressé qu'ils ont fait dès l'abord à notre projet.

Les volumes de notre collection se répartiront en trois groupes.

Le premier groupe constituera une série historique. Les diverses sciences psychologiques, encore qu'elles aient pris depuis un temps relativement court le caractère expérimental qui est celui sous lequel nous nous proposons de les envisager spécialement, ont derrière elles un long passé. Il est donc indispensable de les exposer, en quelque sorte « génétiquement ». Ce point de vue s'impose tout particulièrement pour certaines questions qui de près ou de loin, se rattachent à ce que les psychologues contemporains désignent sous le nom de « métapsychie ». Les recherches occultes, les problèmes qu'ont englobés tour à tour la magie, le spiritisme et la théosophie, du moins dans la forme merveilleuse où l'imagination se les représentait, exigent une interprétation historique.

Dans le second groupe seront traitées « les grandes questions psychologiques ». Par là nous entendons les problèmes d'un ordre général dont on trouve l'exposé dans les Manuels de philosophie, et que nous nous proposons d'étudier selon la méthodologie scientifique à laquelle on doit le renouvellement des sciences psychologiques.

Enfin notre troisième groupe, le plus important, sera consacré à l'examen des problèmes spéciaux de psychologie et de métapsychie. Par psychologie, nous entendons la psychologie normale, pathologique, ethnique et comparée. Quant à la métapsychie on sait que M. Charles Richet a proposé au Congrès de Rome (1906) ce terme générique pour définir l'ensemble des phénomènes sur lesquels les sciences psychologiques n'ont point encore fourni de résultats concluants.

Ajoutons que certains volumes de la collection pourront appartenir à deux de ces groupes ou aux trois ensemble. Il s'agit donc plutôt ici d'indiquer les directions dans lesquelles nous nous proposons de nous engager que de tracer dès maintenant un plan limitatif de chaque volume ou de circonscrire définitivement notre domaine.

En résumé l'ensemble de la collection formera une sorte d'*Essai synthétique sur l'ensemble des questions psychologiques et des problèmes qui s'y rattachent*. Notre but sera atteint si l'effort de compréhension psychologique qui caractérise notre époque s'y trouve exprimé.

Volumes parus :

I. — N. VASCHIDE, Directeur-Adjoint du laboratoire de Psychologie pathologique de l'École des Hautes-Études. — **Les Hallucinations télépathiques.**

II. — Dr MARCEL VIOLLET, Médecin des Asiles. — **Le Spiritisme dans ses rapports avec la folie.**

III. — Dr A. MARIE, Médecin en chef de l'Asile de Villejuif, Directeur du laboratoire de Psychologie pathologique de l'École des Hautes-Études. — **L'Audition morbide.**

IV. — Princesse LUBOMIRSKA. — **Les Préjugés sur la folie,** avec une préface du Dr JULES VOISIN, Médecin en chef de l'Hospice de la Salpêtrière.

V. — N. VASCHIDE, Directeur-Adjoint au laboratoire de Psychologie pathologique de l'École des Hautes-Études et RAYMOND MEUNIER, Préparateur au même laboratoire. — **La Pathologie de l'attention.**

VI. — HENRY LAURES. — **Les Synesthésies.**

En préparation :

Professeur BAJÉNOFF (de Moscou). — **La Psychologie des condamnés à mort.**

Dr ZIEM. — **Les Sommeils morbides.**

RAYMOND MEUNIER. — **Le Hachich.** *Essai sur la psychologie des Paradis éphémères.*

— **L'Abstraction chez les enfants.**

Dr A. MARIE. — **Précis de Psychiâtrie.**

— **La Foule et les héros.**

N. VASCHIDE. — **Le Sentiment musical chez les aliénés.**

Dr MARCEL VIOLLET. — **La Peur morbide.**

— **La Satisfaction.**

— **La Joie.**

Dr JULES VOISIN. — **L'Enfance anormale.**

ALEXANDRE ORESCO. — **Peuples oppresseurs et Peuples opprimés.** *Essai de psychologie sociale.*

Dr M. RABAND. — **La Peur chez les enfants.**

Dr BOUQUET. — **Le Développement psychique de l'enfant.**

Dr X.... — **La Psychologie en Schintoïsme.**

SEYMOUR DE RICCI. — **La Psychologie du collectionneur.**

Dr ARTAULT DE VEVEY. — **La Méthode en Psychologie comparée.**

LES SYNESTHÉSIES

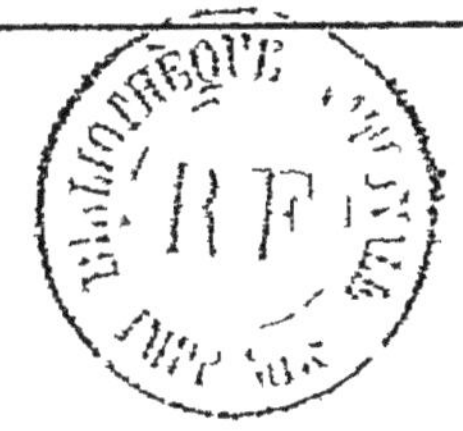

INTRODUCTION

On comprend, sous le nom de Synesthésies, les phénomènes d'association entre plusieurs sensations d'ordres différents dont l'une, seulement, est d'origine objective. En même temps qu'ils perçoivent l'impression donnée, les sujets doués de cette faculté lui associent involontairement une sensation dépendant d'un autre sens, sensation ne présentant, la plupart du temps, aucune affinité tout au moins apparente avec la perception primaire. Ainsi, dans l'*audition colorée*, le phénomène synesthésique le plus commun, l'audition d'un son quelconque, mais plus particulièrement d'une voyelle, provoque une sensation de couleur, généralement pensée, vue dans le champ de la vision mentale, rarement extériorisée.

Si étrange que cela puisse paraître aux personnes non familiarisées avec ce sujet, il est des gens pour qui la lettre *A* évoque toujours l'idée du bleu, le chiffre *5* l'idée du rouge, la note *ré* celle du vert; il en est qui voient des couleurs dans les cris des animaux, dans les jours de la semaine, les mois, les années et les périodes de l'histoire; d'autres, plus rares, pour lesquels ces fausses sensations secondaires sont d'ordre gustatif, olfactif, thermique; d'autres encore qui voient des couleurs dans les figures géométriques, ou même entendent *leurs bruits*, comme cette jeune fille observée par Bleuler et Lehmann [1], qui, entre autres

1. E. Bleuler et K. Lehmann. *Zwangsmässige lichtemp-*

synesthésies curieuses, avouait que, pour elle, le *bruit des carrés* était plus grave que celui des *triangles*! (sans qu'il s'agisse, bien entendu, des triangles, instruments de musique utilisés dans les orchestres et en particulier dans les musiques militaires.) Il est aussi des sujets pour lesquels les odeurs ont une couleur et une température, etc. etc... Enfin,[1] des œuvres d'art, surtout musicales, peuvent provoquer des associations ayant le caractère de véritables synesthésies, c'est-à-dire la *spontanéité* et la *persistance*. En somme, la généralité des synesthésies est d'origine auditive et, comme nous l'avons dit plus haut, les sensations de couleur sont celles qui s'associent le plus habituellement, comme fausses sensations secondaires, aux sensations primaires objectives.

De tout temps, croyons-nous, des personnes furent douées de cette curieuse faculté d'associer mentalement entre elles, en dehors de

findungen durch Schall und verwandte erscheinfungen, etc. Leipzig, 1881.

toute volonté, les diverses données sensorielles. Cependant, soit en raison de l'étrangeté du phénomène, ou bien pour ce que les sujets qui l'éprouvaient n'y prêtaient point attention (les synesthésies étant surtout fréquentes chez les enfants et disparaissant presque toujours avec l'âge) ce n'est que vers la seconde moitié du XVIIIe siècle que nous constatons qu'il ait été parlé de correspondances possibles entre des sensations d'ordres divers; et encore pensons-nous qu'il s'agissait là de synesthésies bien plutôt imaginées que réellement perçues. Tel est le cas de ce jésuite, le PÈRE CASTEL, qui essaie, en 1759, de faire une musique à l'usage des sourds en imaginant un « clavecin oculaire » pouvant suggérer, à l'aide de combinaisons de couleurs obtenues par des lampes et des verres colorés, l'idée d'une composition musicale au double point de vue mélodique et harmonique [1]. C'est le cas de Des Esseintes [2],

1. Voir : *Annales d'oculistique*. Dr DUJARDIN, de Lille, Janvier 1898.
2. HUYSMANS. *A Rebours*.

avec son « orgue à bouche » essayant d'établir, plus d'un siècle après, une concordance entre le timbre des instruments de musique et la saveur des liqueurs et des eaux-de-vie.

Cependant, M. VICTOR SÉGALEN, dans son intéressante étude sur les *Synesthésies et l'Ecole Symboliste* [1] remarque : « le mot mystérieux et total des Hébreux était IEVE, et ce verbe unique renfermait toute science. Or, les Initiés attribuaient à chacune de ses lettres une *couleur* déterminée ».

A la fin du XVIIIe siècle, LÉONARD HOFMANN [2] voit des couleurs dans le son des instruments. Le timbre du violon est pour lui *bleu d'outremer ;* celui de la flûte, *rouge Kermès*; du cor de chasse. *pourpre,* etc... Un peintre suisse, SALOMON LANDOLT, né à Zurich en 1741, percevait une relation entre les sons aigus de sa guimbarde et des « gradations de couleurs ».

1. V. SÉGALEN. *Les Synesthésies et l'Ecole Symboliste. Mercure de France,* avril 1902.

2. LÉONARD HOFFMANN. *Versuch einer Geschichte der malerischen Harmonie überhaupt,* etc. ; Halle, 1786.

GOETHE[1] se préoccupe de cette question en cherchant à établir une sorte de parallèle entre les sons et les couleurs : puis divers auteurs, notamment en Suisse, s'y intéressèrent également, mais leurs études furent toujours accueillies avec défiance, notamment dans le monde médical et scientifique[2].

Le Dr SACHS fut le premier médecin qui en fit mention[3], puis les Drs SCHLEGEL[4], CORNAZ[5] et ELIE WARTMANN[6] ; cependant que THEOPHILE GAUTIER, dans un feuilleton resté célèbre[7], no-

1. GOETHE. *Théorie des couleurs*, 1810.

2. On trouvera un historique suffisamment complet dans le volume de M. le Dr SUAREZ DE MENDOZA : *L'Audition colorée, étude sur les fausses sensations secondaires physiologiques*, etc.: 2e édition revue et augmentée. Paris, Société d'Editions scientifiques, 1899.

3. SACHS. Dissert. inaug. *Historiæ naturalis duorum leucæthiopum auctoris ipsius et sororis ejus*; Erlangen, 1812.

4. SCHLEGEL. *Neue Materialen für die Staatsarzneikunde* ; Meiningen, 1824.

5. CORNAZ. *Des abnormités congénitales des yeux et de leurs annexes*; Lausanne, 1848.

6. WARTMANN. *Deuxième mémoire sur le daltonisme* ; Genève, 1849.

7. TH. GAUTIER. *La Presse*, 10 juillet 1843. Cet article a été

tait les sensations éprouvées par lui après l'absorption de hachisch et déclarait : « j'entendais le *bruit des couleurs*. Des sons verts, rouges, bleus, jaunes, m'arrivaient par ondes parfaitement distinctes... » Il faut noter aussi qu'HOFFMANN, l'auteur des *Fantaisies à la manière de Callot*, de l'*Elixir du Diable* et de tant d'autres contes fantastiques associait souvent, au dire de son biographe [1], les impressions sensorielles entre elles : « il entendait des couleurs, des odeurs et, réciproquement, voyait des sons. » Nous aurons, du reste, l'occasion d'en reparler dans le second chapitre de cette étude, quand nous étudierons les synesthésies éprouvées sous l'empire de divers toxiques.

Depuis les travaux de CORNAZ, qui cherchait à provoquer la curiosité expérimentale de ses

reproduit par le Dr J. MOREAU (de Tours) dans l'Historique de son intéressant volume : *Du Hachisch et de l'Aliénation mentale*. Paris, Fortin, Masson et Cie, 1845.

1. HITZIG.

confrères, les études se multiplièrent dans une progression constante sur ces phénomènes qu'on étiquetait de noms divers [1] : *Hyperchromatopsies* (CORNAZ), *Pseudochromesthésies* (CHABALIER), *Phonopsies* (F. A. NUSSBAUMER), *Sensations secondaires, Phonismes, Photismes* (BLEULER ET LEHMANN), et malgré la défiance des personnalités officielles du monde médical, malgré les conseils de BÉNÉDIKT, de Vienne [2], des médecins entreprennent recherches sur recherches et les publient. BLEULER ET LEHMANN [3], notamment, avaient en 1881 réuni soixante-seize cas de personnes, interrogées par eux, douées de facultés d'associations sensorielles.

Aujourd'hui, la littérature des synesthésies est assez complète. Si elle ne comporte qu'un

1. Le terme de *Synesthésies* est dû au Dr J. MILLET, médecin de la marine, qui présenta, à la faculté de Montpellier, en 1892, une thèse sur l'audition colorée.

2. BÉNÉDIKT. *Mémoires de la Société médicale de Vienne*, 2e volume.

3. BLEULER ET LEHMANN, *op. cit.*

très petit nombre de volumes, il n'est pas moins, certes, de trois cents articles de revues scientifiques, médicales, philosophiques ou littéraires, tant en France qu'à l'étranger, qui apportent une documentation précise et des hypothèses intéressantes.

Malgré cela, comme le dit M. LAIGNEL-LAVASTINE [1], si l'étude clinique des synesthésies est aujourd'hui à peu près terminée, son étude pathogénique est encore très incomplète. Plusieurs hypothèses ont été proposées, les unes d'ordre physiologique, les autres d'ordre psychologique.

« Point n'est besoin, disent MM. ANTHEAUME et DROMARD [2], de faire intervenir davantage des explications embryologiques tendant à invoquer une différenciation incomplète entre le sens de la vue et celui de l'audition, par

1. LAIGNEL-LAVASTINE. *Audition colorée familiale.* Revue Neurologique 1901.

2. ANTHEAUME et DROMARD. *Poésie et folie,* pages 565 et suivantes. Octave Doin. Paris.

exemple, ou des explications anatomiques supposant des anastomoses entre les centres cérébraux des sensations visuelles et auditives, ou encore des explications physiologiques cherchant à se recommander d'une irradiation nerveuse. La psychologie, à notre avis, explique tous les cas, à condition de vouloir bien observer que, dans l'audition colorée en particulier, « ce ne sont pas les images pensées qui sont colorées mais la conscience qui les pense » suivant la très juste expression de Flournoy[1]...

« Il résulte de cette conception que les phénomènes de pseudesthésie ont même origine et même mécanisme que les *transpositions sensorielles* courantes, auxquelles nous sommes tous plus ou moins portés. »

Bien qu'il ne soit pas temps encore, en cette introduction, de discuter sur les hypothèses proposées à l'explication du mécanisme des

1. Flournoy. *Des phénomènes de Synopsie.* Alcan 1893.

synesthésies et que, de plus, il soit assez difficile de se faire une opinion bien nette en l'état actuel de la question, nous pouvons dire, dès maintenant, que nous ne partageons pas entièrement les conclusions de MM. ANTHEAUME et DROMARD. Si nous croyons, en effet, qu'il ne faut pas chercher en dehors de la psychologie l'explication de certaines synesthésies qui ne sont, suivant leur expression, que comme des transpositions sensorielles, c'est-à-dire entre lesquelles il existe une affinité dans les caractères émotionnels aisément perceptible, il n'en est pas de même pour ce qui est des autres synesthésies du type de l'audition colorée simple qui, en raison de leur caractère anormal, nous dirions presque morbide — bien que les personnes qui en sont douées soient parfois d'une excellente santé d'esprit et de corps — trouveront, plus facilement peut-être, des raisons satisfaisantes dans les hypothèses d'ordre physiologique que dans celles d'ordre psychologique.

C'est pourquoi, en cette étude, nous adopterons une classification basée uniquement sur le caractère émotionnel ou non des synesthésies et nous serons en mesure de prouver, par des raisons suffisantes, que toutes celles dans lesquelles un des termes — ou les deux termes — ont un caractère émotionnel sont aisément explicables, alors que les autres resteront comme un phénomène bizarre dépendant beaucoup plus de quelque anomalie congénitale que d'une faculté spéciale d'association logique entre diverses données sensorielles.

En se plaçant à un autre point de vue, on aurait pu adopter, par exemple, la classification de M. FLOURNOY [1] qui divise les *Phénomènes de Synopsie* en trois catégories :

I. Photismes (lumineux ou colorés).

II. Schèmes, figures en tracés plus ou moins géométriques où les qualités de couleur font défaut ou ne jouent qu'un rôle effacé, subdivisés en : 1° Symboles. 2° Diagrammes.

1. FLOURNOY, *op. cit.*

III. Personnifications.

Au point de vue de l'*intensité*, ces phénomènes formeraient, selon lui, une échelle continue où l'*induit* (phénomène dont l'apparition est déterminée régulièrement par le phénomène inducteur, ou sensation première objective) serait :

1° *Objectif* lui-même, c'est-à-dire possédant tous les caractères d'une véritable perception.

2° *Pensé*, n'existant qu'à l'état d'idée pure.

Entre ces deux manières d'être du phénomène induit, il y aurait les cas où il se présenterait à l'état d'image mentale, *imaginé* ou *localisé*.

M. Suarez de Mendoza [1] n'établit d'autre classification que celle basée sur les sens impressionnés, avec des noms spéciaux pour chacune de ces fausses sensations secondaires :

1° La *pseudophotesthésie*, pour les fausses sensations secondaires *visuelles*;

1. Suarez de Mendoza, *op. cit.*

2° La *pseudo-acouesthésie*, pour les fausses sensations secondaires *auditives;*

3° La *pseudosphrésesthésie*, pour les fausses sensations secondaires *olfactives;*

4° La *pseudogousesthésie*, pour les fausses sensations secondaires *gustatives;*

5° La *pseudo-apsiesthésie*, pour les fausses sensations secondaires *tactiles*.

Subdivisant en outre chacune de ces cinq classes selon les modes d'excitation, suivant que la sensation efficiente est du domaine *optique, acoustique, olfactif, gustatif. tactile* ou purement *psychique*.

Nous ne nous dissimulons pas ce que notre classification, plus logique à certains points de vue, peut avoir d'arbitraire par d'autres côtés.

Il est bien difficile, d'ailleurs, dans tout essai de ce genre, de faire entrer rigoureusement dans chacune de leurs cases respectives toutes les idées ou les faits que l'on veut analyser. Il existe toujours des cas intermédiaires qui ne peuvent trouver place ni dans une classe, ni dans l'autre, tout en pouvant en même temps appartenir aux deux. Pour les phénomènes qui nous occupent, il est certaines sensations qui peuvent, suivant la façon dont on les éprouve, provoquer des synesthésies pouvant être étudiées dans l'un ou l'autre de nos deux chapitres.

C'est ainsi que, dans le cas de l'alphabet coloré en particulier, si nous admettons que, pour la plupart des *audito-coloristes*, les voyelles qu'ils colorent ne leur font éprouver aucune sensation de caractère émotionnel, il n'en est pas de même si la lettre *a*, par exemple, est prononcée comme une interjection : *ah!* et devient, par ce fait, *affective*. Elle peut alors, suivant le caractère qu'on lui donne en la prononçant, évoquer une sensation de douleur et faire voir *noir*, sans qu'il soit possible de trouver cela étrange.

Il en est de même pour la couleur des sons musicaux. Beaucoup de personnes colorent la note, ni pour son acuité, ni pour son timbre, mais pour la consonance verbale qu'elle peut avoir, lorsqu'elle est prononcée, avec la voyelle qui entre dans sa composition. Tel sujet voit *la* bleu parce qu'en entendant un *la* il pense à l'*a* qu'il voit bleu. Cette note n'est donc pas, dans ce cas comme aussi, généralement, dans celui où elle est colorée pour son acuité, susceptible d'éveiller une véritable émotion. Il n'en est pas de même si le sujet colore le *timbre* de cette même note donnée par un instrument capable d'avoir, par lui-même, un caractère de beauté propre, une puissance d'évocation. Ainsi, une seule note de cor un peu prolongée pourrait faire surgir, dans l'imagination de certaines personnes, toute la magie des couchants solaires, toute l'adorable poésie des grandes forêts dont les feuilles furent décolorées par l'automne, et, par suite, évoquer par une correspondance parfaitement logique l'idée du *jaune* au *rouge* avec toutes les nuances intermédiaires, suivant les cas.

Mais, comme nous le verrons tout à l'heure, presque tous les vrais *audito-coloristes* sont parfaitement indifférents au *timbre* de la note, lequel est pourtant bien, logiquement. déterminatif de la vraie *couleur du son* (le vocable allemand qui signifie timbre est, du reste, « Klangfarbe » « couleur du son »). Nous verrons aussi que presque toutes les personnes qui colorent les *timbres* des instruments peuvent être soupçonnées de le faire après *réflexion;* c'est, pour elles, une *correspondance* véritable qu'elles sentent, par suite de leur nature affinée, une de ces correspondances dont parle BAUDELAIRE dans son beau sonnet [1] que nous citerons tout à l'heure, à sa place marquée dans notre second chapitre, et nous verrons quelles conclusions il est possible d'en tirer.

Nous n'avons pas l'intention, dans ces quelque cent pages, de faire une étude complète

1. BAUDELAIRE. *Les Fleurs du Mal.*

des phénomènes synesthésiques et pas la prétention de croire, non plus, que nous allons apporter des idées bien nouvelles.

Nous avons voulu, seulement, faire un essai synthétique sur cette curieuse et attachante question, qui touche à la fois aux sciences biologiques et médicales d'un côté, à la psychologie d'un autre, et encore aux lettres et aux beaux arts.

Nous pensons enfin avoir contribué à placer le problème sur son véritable terrain psychologique, en attribuant au côté émotionnel une importance que les auteurs nous semblent avoir généralement trop oubliée.

CHAPITRE PREMIER

Audition colorée simple et Synesthésies du même type.

Nous avons dit que nous nous proposions d'étudier, dans ce premier chapitre, des phénomènes synesthésiques dans lesquels aucune des deux sensations n'aurait un caractère émotionnel; synesthésies dont le type est l'audition colorée simple. Nous avons admis que les voyelles, dont la sonorité, plus que tout, est susceptible de provoquer les fausses sensations secondaires de couleurs étaient en elles-mêmes impropres à émouvoir, sauf dans le cas spécial où elles étaient prononcées comme une interjection et acquéraient, par ce fait, une vitalité, une puissance d'évocation.

Cependant, à lire, par exemple, le fameux sonnet de Rimbaud, on pourrait croire qu'il n'en est pas toujours ainsi et que l'audition des voyelles peut provoquer parfois, en même temps qu'une vision colorée, des sensations d'ordre essensiellement émotif :

SONNET DES VOYELLES

A noir, E blanc, I rouge, U vert, O bleu, voyelles,
Je dirai quelque jour vos naissances latentes.
A, noir corset velu de mouches éclatantes
Qui bourbillent autour des puanteurs cruelles,

Golfes d'ombre. E, candeur des vapeurs et des tentes,
Lames des glaciers fiers, rois blancs, frissons d'ombelles.
I, pourpre, sang craché, rire des lèvres belles
Dans la colère ou les ivresses pénitentes.

U, cycles, vibrements, divins des mers, virides
Paix des pâtis semés d'animaux, paix des rides
Que l'alchimie imprime aux grands fronts studieux.

O, suprême clairon plein de strideurs étranges,
Silences traversés des mondes et des anges ;
O, l'oméga, rayon violet de ses yeux.

A titre de curiosité, donnons encore ce sonnet, bien moins connu que celui de RIMBAUD. Il fut cité par VIGIÉ-LECOQ et reproduit par MM. ANTHEAUME et DROMARD dans leur volume : *Poésie et folie* [1].

Pour nos sens maladifs voluptueusement
Les sons et les couleurs s'échangent, Les voyelles,
En leurs divins accords, aux mystiques prunelles
Donnent la vision qui caresse et qui ment.

A claironne vainqueur en rouge flamboiement
E, soupir de la lyre, a la blancheur des ailes
Séraphiques. Et l'I, fibre léger, dentelles
Dentelles de sons clairs, est bleu célestement.

Mais l'archet pleure en O sa jaune mélodie,
Les sanglots étouffés de l'automne pâlie
Veuve du bel été, tandis que le soleil

De ses baisers saignants rougit encore les feuilles
U, viole d'amour, a l'Avril est pareil :
Vert, comme le rameau de myrte que tu cueilles.

Il n'en est rien, en général, et sauf quelques personnes un peu maladives pour lesquel-

1 ANTHEAUME et DROMARD, *loc. cit. Le Symbolisme* page 601

les l'évocation, par une voyelle, de la couleur rouge, communiquera en même temps une sensation pénible, on peut dire que la vison mentale d'une couleur, provoquée par le son d'une voyelle, ne s'accompagne pas de tant de visions magiques, dues simplement à l'imagination des poètes. RIMBAUD a avoué, du reste, dans sa préface au *Bateau Ivre*, que c'était là « une de ses folies ». « Le sonnet des voyelles, dit M. G. KAHN [1], ne contient pas plus une esthétique qu'il n'est une gageure, une gaminerie pour étonner le bourgeois. RIMBAUD traversa une phase où, tout altéré de nouveautés poétiques, il chercha dans les indications réunies sur les phénomènes d'audition colorée quelques rudiments d'une science des sonorités ». Il n'avait vu là, simplement, qu'un prétexte à lyrisme, un sujet original. On peut même presque avancer qu'il n'était pas doué, à proprement parler, de la faculté de colorer les

1. GUSTAVE KAHN. *Revue Bleue*, 10 août 1901.

lettres à la manière d'un simple audito-coloriste, chez lequel ce phénomène présente les caractères de spontanéité et de persistance que nous avons déjà notés.

De même, nous ne considérons que comme d'amusantes fantaisies, dues uniquement à l'imagination de leur auteur, les synesthésies avouées par M. RENÉ GHIL dans son *Traité du Verbe* :

« Que surgissent maintenant les couleurs des voyelles, sonnant le mystère primordial. Colorées ainsi se prouvent à mon regard exempt d'antérieur aveuglement les cinq : A noir, E blanc, I bleu, O rouge, O jaune, dans la très calme beauté des cinq durables lieux s'épanouissent le monde au soleil; mais l'A étrange qui s'étouffe des quatre autres la propre gloire, pour ce qu'étant le désert, il implique toutes les présences... »

Nous avons interrogé, un jour, quelques artistes et littérateurs sur la couleur qu'ils attribuaient aux voyelles. Aucun n'était doué de cette faculté, mais au bout de deux minutes de *réflexion* chacun proposait des couleurs aux diverses voyelles, couleurs qu'ils devaient uniquement à leur imagination d'artistes et non à la mystérieuse association naturelle qui les fait surgir spontanément chez les véritables *audito-coloristes.*

Retenons quand même que les voyelles sont succeptibles, à la réflexion, de se représenter par un symbole chromatique pouvant avoir, suivant les artistes, une affinité réelle avec la sonorité de la voyelle.

Nous écarterons donc, de ce chapitre, les cas littéraires pour ce que la riche imagination des auteurs ne nous permet plus, non seulement de savoir où s'arrête la sensation réellement évoquée et où commence le travail de l'écrivain, mais surtout si cette sensation a bien été perçue dans les conditions que nous énoncions plus haut et qui donnent leur vrai caractère aux phénomènes de l'audition colorée comme à tous les autres phénomènes synesthésiques.

Nous examinerons successivement quelques cas remarquables d'audition colorée simple et d'autres synesthésies du même type :

1° Chez une personne normale, pour montrer que ces facultés d'association affectent très bien des sujets de parfaite santé, au physique comme au moral.

2° Chez des enfants interrogés à plusieurs époques différentes, pour en montrer la persistance.

3° Chez plusieurs membres d'une même famille.

4° Chez un épileptique, lequel réunit toutes les synesthésies possibles.

L'audition colorée et des synesthésies du même type ont été, bien qu'assez rarement, relevées chez des aliénés. Le Dr A. Marie en cite un fort beau cas dans un volume dont il a eu l'obligeance de nous faire tenir les épreuves : l'*Audition morbide* [1].

1. Dr A Marie (de Villejuif). *L'audition morbide*. Bloud, éditeur, Paris, 1908. Bibliothèque de Psychologie expérimentale et de métapsychie.

*
* *

Il résulte des statistiques établies par les divers médecins qui se sont livrés à l'étude des synesthésies sur le vif que ce phénomène existerait chez 12 personnes sur cent, et, chez les enfants, LEMAITRE l'a constaté dans 30 cas pour cent. Nous sommes d'accord avec M. SUAREZ DE MENDOZA pour trouver ces proportions absolument exagérées [1]. Quoi qu'il en soit, il est curieux que ces phénoménes demeurent encore si peu connus et soient, surtout, restés si longtemps inconnus. Comme nous l'avons dit dans notre introduction. nous croyons que ce n'est pas seulement du moment où des personnes dignes de foi ont commencé à les observer, que datent ces manifestations de la faculté d'associer les données sensorielles entre elles. Nous pouvons déduire de là que la majorité des personnes qui en sont douées, tout

1. M. SUAREZ DE MENDOZA ne l'a constaté que chez 13 individus sur 372 observés.

en étant parfois d'une intelligence et d'une sensibilité fort cultivées, n'appartiennent pas à la classe des intellectuels proprement dits, car ceux-ci n'auraient point manquer d'en faire part à leurs contemporains. Les observations faites confirment cette règle. D'autre part, on a peu noté ce phénomène « chez les personnes pour qui la vie doit être avant tout pratique, et dont les facultés sont absorbées par le souci dominant du *doit* est de l'*avoir* [1] ».

La première de ces observations que nous voulons donner en exemple est celle que M. J. Breton, de Dijon [2] a faite sur une dame d'une trentaine d'années, parfaitement normale et d'une famille où l'on a pas eu à noter de maladies. Cette dame colore les voyelles, les mots et les sons musicaux. Elle voit les couleurs très distinctement, et toujours les mêmes, depuis sa jeunesse, ce qui n'était pas à cette époque sans l'étonner, bien qu'un de ses frères et une de

1. Suarez de Mendoza, *op. cit.*
2. J. Breton. *Journal des Praticiens*, 15 octobre 1898.

ses sœurs présentaient les mêmes symptômes.

Voici les couleurs qu'évoquent, à cette dame, les voyelles et quelques mots :

a.	noir et blanc	*Zola.*	noir et blanc
é.	beige pâle	*Piano.*	gris, noir, blanc
è.	beige très foncé	*Tapis.*	gris rouge
i.	rouge	*Lait.*	gris et blanc
o.	noir gris	*Nounou.*	vert
u.	vert	*Lyon.*	rouge et noir

Les couleurs des mots sont en rapport, comme on voit, avec la couleur des voyelles qui entre dans leur composition. La voyelle est toujours la principale cause efficiente, déterminante de la couleur perçue. Ainsi, des mots capables d'éveiller par eux-mêmes l'idée de couleur, comme *bleu, rose* etc... se colorent uniquement suivant les voyelles qui les constituent, avec quelques modifications apportées par l'influence des consonnes, qui déterminent souvent des nuances.

Voici la couleur des notes de la gamme :

Do. noir et blanc.
Ré. brun, très foncé.
Mi. rouge.
Fa. gris.
Sol. rouge.
La. gris.
Si. rouge.

Si l'on en excepte la note *sol* qui apparaît rouge au sujet alors que l'*O* est noir gris, on peut remarquer que le sujet colore simplement le *nom* des notes, d'après la sonorité de la voyelle qui entre dans la composition de chacune d'elles, et que les couleurs perçues sont modifiées légèrement par l'influence des consonnes ; l'acuité de la note n'y est pour rien.

Pourtant, cette dame colore, depuis l'âge de dix ans, tous les tons musicaux ; ils lui causent des sensations lumineuses variant pour chacun d'eux.

« La synopsie musicale est involontaire, elle se produit chaque fois qu'un son est émis.

Quel que soit l'instrument qui le provoque, l'audition colorée paraît. C'est ainsi qu'elle a lieu même avec les cloches ou le tintement des cristaux. »

Cette dame colore les tonalités et voit le *ton de mi* rouge vif un peu clair, celui de *la* noir et gris, celui de *sol majeur* rouge. *sol mineur* vert foncé, et comme, malgré cela, elle continue à percevoir isolément la couleur de chacune des notes. couleur qui est modifiée si la note est diézée ou bémolisée, on voit quelle symphonie lumineuse doit se dérouler, parallèlement à l'audition musicale, dans le champ de la vision mentale de cette dame.

« Tout morceau de musique dont cette dame connaît le ton, exécuté devant elle et joué, ou faux, ou dans une autre tonalité que la vraie, lui cause une gêne dont elle ne peut se défendre et qui ne cesse qu'au moment où l'exécutant joue juste. Ce malaise est produit par la perturbation de la vision des couleurs normales que produit le ton exact dans une exécution irréprochable. Même trouble se reproduit quand, après une audition, notre pianiste rentre chez elle et s'essaye de jouer de mémoire.

« Le phénomène ne cesse qu'après avoir retrouvé le ton exact du morceau. C'est pour elle un adjuvant de sa mémoire musicale. »

A l'origine, il est évident que c'est en apprenant la musique, en solfiant les notes, qu'elle les a vues colorées des mêmes couleurs que celles des voyelles qui entrent dans leur nom, couleurs qui leurs sont restées lorsqu'elle a pu les reconnaître à leur degré d'acuité. C'est par suite d'un entraînement, vraisemblablement, qu'elle sera arrivée, peu à peu, à étendre ces couleurs aux tonalités. Pour le *sol*, sa couleur dut être longtemps flottante au début, la voyelle *o* ne s'y présente pas ainsi que *a* dans *la* ou *i* dans *mi*, la couleur de ce ton est elle-même mal définie. Le dièze et le bémol modifient la nuance de la note au même degré qu'une consonne modifie celle de la voyelle qui entre dans la composition d'un mot.

Ce cas nous paraît des plus remarquables, et, au point de vue restreint de la couleur des notes et des tonalités, unique, car il n'en est pas d'autres, à notre connaissance, où la logique dans la persistance du phénomène soit poussée à ce point Enfin, ces synesthésies ne sont nullement de caractère émotionnel, au sens où nous l'entendons, c'est-à-dire que la valeur esthétique de la musique qui provoque les associations n'y est pour rien.

Pour établir la persistance de l'audition colorée, M. Ed. Claparède, de Genève [1], l'a étudiée chez deux enfants, à trois reprises différentes : un intervalle d'une année s'étant écoulé entre les deux premiers interrogatoires et un autre de deux années entre le deuxième et le dernier.

Ces deux enfants, frère et sœur, avaient respectivement, la jeune fille neuf ans, le jeune

1. Ed. Claparède, de Genève. *Comptes rendus des séances et mémoires de la Société de Biologie*, année 1903.

garçon six ans, à l'époque du premier interrogatoire. « Je prenais, dit M. CLAPARÈDE, les petits sujets au milieu de leurs jeux et les obligeais à répondre sur le champ. Les interrogatoires ont eu lieu dans des milieux très différents (au bord de la mer, en ville, à la montagne) au moment de chacun d'eux, je n'avais pas dans la main les réponses qui avaient été faites au précédent, en sorte que toute suggestion de ma part était objectivement impossible. Dans l'intervalle, je n'ai jamais parlé d'audition colorée à ces enfants. »

La jeune fille déclare « qu'elle a toujours remarqué la couleur des chiffres et des lettres » mais ce n'est que lors du 2e interrogatoire, c'est à dire à l'âge de dix ans, qu'elle a vu des couleurs dans les noms des jours de la semaine et des mois.

M. CLAPARÈDE donne d'abord les réponses qui furent les mêmes à chaque interrogatoire :

a	blanc	*Chiffres* — *0*	orange
i	bleu	*1*	noir
o	brun	*2*	bleu
u	rouge	*3*	blanc
on	noir	*4*	rouge
		7	blanc
		8	bleu
		9	blanc

Les jours de la semaine (pour les deux derniers interrogatoires) :

Lundi	bleu
Samedi	bleu
Dimanche	blanc

Puis celles qui furent discordantes :

	1900	*1901*	*1903*
e .	vert	feuille sèche	jaune brun
ou .	—	brun	gris clair
eu .	vert	rouge	rouge
5 .	—	brun	noir
6 .	—	vert	gris bleu
10 .	—	gris	noir

Mardi .	—	rouge	gris
Mercredi.	—	gris	noir
Jeudi .	—	vert	bleu
Vendredi.	—	blanc	jaune

« Comme on le voit, plusieurs de ces discordances (brun-noir, gris-noir, blanc-jaune, etc...) sont insignifiantes ; peut-être proviennent-elles plus encore d'une inhabileté de l'enfant à nommer ce qu'il perçoit que d'une véritable variation de la synopsie — Si l'on calcule le pour cent des concordances réelles par rapport au nombre total des concordances possibles on voit que l'identité des réponses se rencontre 72 fois sur cent ».

De plus, cette jeune fille accusait une variation dans le diagramme (schéma visuel) de l'année. Elle le voyait circulaire en 1901 et rectiligne en 1903.

Le jeune garçon n'est pas précisément d'accord avec sa sœur sur les couleurs des voyelles et des chiffres :

a noir	*1* noir
e jaune	*2* jaune
i blanc	*3* bleu
o jaune	*4* brun
u vert	*6* bleu , etc...

Par contre, il accuse bien moins de divergences d'un interrogatoire à l'autre (88 pour cent de réponses identiques). Comme sa sœur, il déclare avoir toujours vu des couleurs aux lettres et aux chiffres : « bien sûr ! naturellement ! » dit-il.

« Si l'on songe à la quantité de nuances qui pouvaient être invoquées pour chaque lettre, chiffre ou jour de la semaine ajoute M. Claparède, on reconnaîtra que le grand nombre des concordances recueillies dans les deux cas est significatif. Il montre que l'audition colorée n'est pas, au moins chez les sujets, une connexion d'images superficielle et légère, mais qu'elle paraît bien être le résultat d'une association privilégiée ou d'une liaison affective (Flournoy) ».

Il est regrettable que M. Clapapède n'ait pas songé, puisqu'il s'agissait d'enfants, à s'assurer s'ils n'avaient pas eu ou s'ils n'avaient pas encore en leur possession, de ces abécédaires enfantins où les lettres et les chiffres sont en gros caractères coloriés. C'est une idée qui vient naturellement à l'esprit que, peut-être, cette cause très simple aurait bien pu présider à la genèse de ces phénomènes. M. Nageotte en a parlé le premier et une enquête de M. Claparède, sur ce point, aurait été probablement une occasion de plus de réfuter cette hypothèse.

Le Dr A. Marie, de Villejuif, nous communique le cas suivant qui la détruit suffisamment, semble-t-il : Une petite fille de cinq ans, Suzanne fut interrogée par le Dr Marie avant de savoir lire; elle présenta nettement de l'audition colorée. Interrogée de nouveau un an après, ayant appris à lire dans un abécédaire colorié (elle n'en avait pas encore eu en sa possession lors du premier interrogatoire) elle accuse, avec une étonnante exactitude, les mêmes synesthésies que l'année précédente. Les couleurs des lettres imprimées dans son abécédaire ne concordaient pas avec celles qu'elle attribuait aux voyelles et n'y étaient par conséquent pour rien.

M. Laignel-Lavastine, dans une étude publiée à la *Revue Neurologique* [1] tout en donnant un aperçu excellent de la question de l'audition colorée, a consigné les résultats d'une enquête personnelle qu'il a faite chez plusieurs membres d'une même famille dont neuf, sur dix, ont de l'audition colorée « n'apparaissant dans le champ de la vision mentale le plus souvent que sous l'influence de l'attention ».

Plus caractéristiques nous paraissent les autres cas d'audition colorée familiale étudiés par M. Suarez de Mendoza dans la famille B... [2] Dans cette famille, la mère, le fils, la fille et

1. Laignel-Lavastine. *Audition colorée familiale*. Revue Neurologique, 9, 1901.

2. Suarez de Mendoza, op. cit.

une petite fille étaient doués de facultés d'association. « Chez tous, la sensation était subite, spontanée, et tellement liée à la perception objective première, qu'il était impossible au sujet de séparer l'une de l'autre ». De plus, ces sujets présentent quelques cas de synesthésies pouvant intéresser notre second chapitre.

Nous noterons seulement les déclarations de M. S... fils de madame B...

« Je ne vois pas l'image extérieurement, comme dans une hallucination, un rêve, ou comme, lorsqu'après avoir regardé le soleil, on voit apparaître des ronds verdâtres sur les objets que l'on fixe ensuite ; non, ce n'est pas cela. C'est plutôt comme lorsque, parlant d'une personne absente, d'un objet éloigné, on se représente par l'imagination l'une ou l'autre, avec sa forme et sa couleur, sans les voir exactement par les yeux.

« Pour les lettres, je me les figure de telles ou telles couleurs, involontairement ; et je ne puis me les représenter autrement, ni avec d'autres couleurs que celles qui leur sont propres. Ainsi, pour moi, l'*a* est toujours bleu, l'*e*, invariablement couleur de sable, etc...

« Les consonnes n'ont pas de couleur, mais elles influencent généralement la voyelle qu'elles accompagnent. Il y en a qui l'épaississent, si l'on peut s'exprimer ainsi, qui donnent à sa teinte, par exemple, l'impression d'un liquide épais comme de la crème; d'autres qui la salissent ou lui donnent un reflet métallique, etc... Ainsi, dans le mot *enfant*, le son *an* n'a pas la même couleur pour chaque syllabe : *en* est d'un gris brun, dans les teintes biche ; *fant* est d'un bleu foncé tirant sur le violet ».

Mentionnons également la curieuse expérience qu'a faite M. Suarez de Mendoza en mettant sous les yeux d'un autre sujet observé par lui, pendant l'épreuve, une bande d'étoffe colorée, afin de voir l'effet produit par la combinaison de la sensation colorée perçue mentalement, et de la couleur perçue objectivement par les yeux :

« L'une et l'autre étant donc éprouvées à la fois, le sujet voit une image qui présente, en son centre, la couleur de la voyelle, nuancée légèrement de la teinte de l'étoffe qu'il a sous les yeux; de ces deux teintes, la première diminue, se dégrade peu à peu, du centre à la périphérie, pendant que la seconde, suivant une gradation inverse, s'accentue progressivement pour présenter, sur le bord de l'image, un liseré de la couleur de l'étoffe.

« Ainsi, *a* entendu seul, donnant une couleur *blanche*, l'audition de cette voyelle, simultanément combinée avec la vue d'une étoffe rouge, donne au sujet une image d'un *blanc rosé*, avec *un liseré rose sur ses bords*, etc... »

Voici, maintenant, un exposé du cas très curieux observé par M. le Dr ALFRED ULRICH, directeur de l'asile suisse des épileptiques de

Zurich [1]. Il s'agit d'un jeune homme, Ernest, né en 1878 d'une famille de névropathes. D'une parfaite santé jusqu'à l'âge de trois ans, il devint, à cet âge, épileptique à la suite d'une rougeole. Depuis, la maladie n'a fait qu'empirer jusqu'au point d'atteindre une centaine d'attaques par année.

Bien qu'ayant reçu une assez bonne éducation particulière, l'épilepsie eut des conséquences fâcheuses pour ses facultés intellectuelles, surtout la mémoire. Il est très excitable et impressionnable; laissons-le décrire ses impressions synesthésiques :

« Dès mon plus jeune âge les voix humaines ont pour moi des couleurs. Je n'entends rien sans avoir une impression définie de couleur. J'entends très bien les voix mais il me semble alors avoir devant les yeux un papier transparent. Ce n'est pas même tout à fait ce que j'éprouve : les couleurs en question sont beau-

1. Dr Ulrich, *Phénomènes de Synesthésies chez un épileptique*. Revue Philosophique, août 1903.

coup plus transparentes qu'elles ne le seraient sur du papier. Je ne vois pas les couleurs *devant* mes yeux, mais, chose difficile à exprimer, ce sont les couleurs que j'*entends* en même temps que je les *vois*. Peut-être ferais-je mieux de dire que j'ai une « sensation de transparence » des couleurs : je les sens. Ce sont des couleurs que je n'ai jamais vues, que je ne peux que concevoir : elles sont très délicates et très belles ; je les appellerais volontiers des couleurs magiques. C'est aux couleurs du prisme qu'on pourrait le mieux les comparer, si celles-ci étaient plus délicates ».

Ernest a été observé durant trois années par le Dr Ulrich. Pour le nombre et la diversité des synesthésies accusées, c'est le cas le plus complet et le plus curieux qui ait jamais été noté. Le sujet ne présente que des synesthésies du type non émotionnel ; mais il faut remarquer, toutefois, que les couleurs qui lui sont suggérées ne lui sont pas indifférentes, comme on l'a vu plus haut. Ce fait est assez rare chez un audito-coloriste et mérite d'être noté.

Ce sont les voyelles qui l'impressionnent le plus et, autre fait remarquable, la sensation perçue provoque très souvent plusieurs sensations secondaires simultanées, ainsi :

« Quand j'entends la voyelle *a*, je perçois une couleur vert clair et en même temps que la couleur une saveur fade et amère accompagnée d'une sensation de froid.

« Je perçois en outre une forme : « celle d'une surface plate comme une plaine de glace ».

« Les impressions particulières (de son, de couleur, de saveur, de température, de forme) dit le Dr Ulrich, se suivent les unes les autres comme des nuages et se transforment l'une dans l'autre.

« A l'audition des voyelles, les sensations de couleurs sont parfaitement constantes et ont la plus grande intensité. En outre, les impressions de température, de forme, de saveur, particulières à chaque voyelle sont teintées de la couleur propre à ce son ».

Voici quelques unes, parmi les plus curieuses, des synesthésies d'Ernest :

VOYELLES

a : vert, fade et amer, froid comme une chambre froide, plat comme une plaine de glace.

e : jaune, saveur de tartine grillée, frais comme du beurre frais, plat comme une tranche de pain.

i : noir, fade comme de la poudre, très chaud, en forme de lignes noires.

o : rouge, doux comme un fruit mûr, chaud.

u : vert foncé, bleuâtre, saveur du sel, très froid, pointu.

y : blanc fade (lui rappelle les pastilles de vichy) frais.

NOTES DE MUSIQUE

Do de basse : lilas.

Do de baryton : lilas, quoique plus rougeâtre.

Do d'alto : rose.

Do de soprano : rose jaunâtre.

Do de violon : rose teinté de carmin.

Do de trompette : tout rouge.

Le son des cloches : violet transparent.

Sonnerie électrique : rouge carmin.

Il colore aussi les cris de certains animaux :

Chien : jaune.

Corbeau : verdâtre, etc...

Les lignes géométriques lui apparaissent diversement colorées :

Une droite horizontale : noir.

Un trait vertical : noir comme *i*.

Certaines lui donnent, en plus, des sensations thermiques : (*Le cube* : noir, fade et froid) ou acoustiques : (*Le cercle, la sphère* : rouges avec le « son ». de la voyelle *o*, *l'ovale* : rouge carmin, même son que *on*).

Les couleurs éveillent également en lui des sensations multiples :

Rouge : saveur douce d'un fruit mûr, brûlant.

Jaune : salé, presque aussi froid que l'eau.

Bleu : doux comme du sucre, température agréable, forme du cœur [1].

Violet : doux comme du sucre un peu fade.

Maintenant, quelques synesthésies d'origines olfactive, gustative, tactile :

Essence de térébenthine : vert pâle, légèrement aigre.

Teinture de valériane : rappelle la couleur produite par le miaulement du chat.

Iodoforme : rouge foncé, aigre et amer.

Saveur *douce* : rose carmin.
— *aigre* : orange.
— *amère* : jaune laid, désagréable
— *salée* : jaune agréable.

Le grand froid : vert bleuâtre, amer, fade.

Chaleur intense : rouge, aigre.

1. Le docteur ULRICH, fait observer que c'est la couleur favorite d'Ernest.

Chaleur du lit: bleu.

Froid des pieds : aigreur fade.

Et celles-là, plus curieuses encore :

« En plongeant la main dans l'eau à des températures différentes, Ernest voit des couleurs également différentes :

Eau à *50°* c. : rouge foncé.

— *45°* c. : rouge foncé, aigre, forme d'un vase.

— *40°* c. : rouge clair, saveur de pomme verte.

— *35°* c. : rose et vert.

— à moins de *35°* c. : rouge clair, forme d'une sphère de 15 centimètres de diamètre environ !...

Enfin, la couleur et le goût des impressions douloureuses :

Céphalalgie : gris jaunâtre, fade, aigre.

Odontalgie : aigreur saumâtre du sel.

Piqûre d'abeille : verdâtre du vert de gris, amer.

Piqûre d'aiguille : rouge, amer.

Les synesthésies avouées par ce sujet, en outre de la réciprocité de certaines d'entre elles, peuvent donner lieu aux remarques suivantes :

Voyelles. Les multiples et diverses associations que l'audition des voyelles procure au sujet peuvent infirmer, dans une certaine mesure, ce que nous avions dit au sujet de leur impuissance à suggérer, par voie d'association spontanée, des visions telles que celles décrites par nos poètes. Toutes réserves faites pour la lettre *e*, un poète trouverait dans ces synesthésies la matière d'un sonnet pittoresque d'où le lyrisme pourrait ne pas être absent.

Notes de musique. Le sujet colore bien plus le timbre de la note que son acuité, mais ce dernier facteur ne lui est pas toujours indifférent. Ses couleurs sont distribuées avec une logique remarquable ; c'est ainsi que, suivant le caractère propre à chaque voix et suivant le registre qu'elle occupe dans l'échelle des sons, les couleurs affectées suivent une progression qui va du violet et du lilas au rouge, en passant par le rose, de telle sorte que l'on pourrait attribuer ces synesthésies à la préméditation d'un délicat artiste plutôt qu'au fait d'une association involontaire.

Variété des nuances. Le sujet, ainsi qu'il le dit lui-même, accuse une grande richesse dans la variété des nuances à lui suggérées. Il est même parfois obligé, pour décrire la couleur entrevue, de prendre un terme de comparaison dans un autre orde de sensations. C'est ainsi qu'il dit « la *teinture de valériane* me rappelle la *couleur produite par le miaulement du chat* ».

Caractère des synesthésies. Nous avons dit que ces synesthésies n'étaient pas du type émotionel. Cependant, nous ne pouvons nous empêcher de remarquer que, presque toutes les sensations objectives qui provoquent, chez d'autres, de sèches visions de couleur, fournissent à notre sujet des images qui souvent revêtent, pour lui, un caractère de beauté propre à l'émouvoir. Ce cas pourrait, en somme, servir presque de trait d'union à nos deux chapitres car il tient au premier par la nature des données objectives et un peu au second pour ce que les images et sensations subjectives ont de charmant ou d'agressif pour le sujet.

« La confiance à accorder aux données d'Ernest, dit le Dr ULRICH, ne peut être mise en doute. Pendant près de trois années j'ai pu l'éprouver aux époques les plus variées et j'ai toujours obtenu les mêmes résultats précis, quelques légères variations, particulièrement dans les sensations olfactives et gustatives, exceptées. Du reste, les phénomènes observés ont été si nombreux qu'Ernest, avec sa mémoire affaiblie, eût été dans l'impossibilité de les inventer avec une pareille constance et une telle régularité. Nous tenons à mentionner que, pendant les observations, toute suggestion à été soigneusement écartée ».

Avant de terminer ce chapitre, il est curieux

de rappeler que, malgré le caractère de subjectivité de toutes ces synesthésies, on ait tenté d'en utiliser le principe dans le domaine artistique en les transposant à la scène. Cette tentative fut faite en 1891 par M. Rouanard et madame Flamen de Labriely, au Théâtre des Arts ; elle échoua, bien entendu. Il s'agissait d'un essai d'adaptation du « Cantique des Cantiques » ; voici comment M. Alfred Binet [1] nous raconte cela :

« Nous savons déjà que, dans l'audition colorée, certaines voyelles s'accompagnent toujours des mêmes représentations mentales de couleur. Les auteurs du Cantique des Cantiques ont donné une forme matérielle à ces associations d'idées. Voici un personnage qui s'avance vers la rampe. On lui fait tenir un discours dans lequel, par un heureux choix de mots, revient constamment la même voyelle, l'i. par exemple ; et, pour indiquer aux yeux du spec-

1. Alfred Binet. *Revue des Deux-Mondes*, 1er octobre 1892.

tateur l'idée de couleur orangée qui, pour un petit nombre de personnes, se détache de cette voyelle, le personnage en question se présente dans un décor orange. Il en est d'autres dont le récitatif a d'autres voyelles dominantes, et qui se meuvent dans des décors rouges, bleus, verts. Puis, pour augmenter les nombres des concordances et les rendre plus complètes, les auteurs ont lié à chaque voyelle et à chaque couleur un parfum particulier et une note musicale également déterminée; et, naturellement, comme il faut traduire tout cela sous une forme matérielle, pendant que le récitatif était en i et que le décor était orange, on faisait entendre une symphonie en ré dans la coulisse et on pulvérisait des parfums de violette blanche près du trou du souffleur ».

On voit par là combien cette tentative était destinée à demeurer stérile. Qu'il y ait une affinité indéniable entre divers éléments de beauté, que, d'une part, quelque pure mélodie grégorienne, quelque motet d'un maître du XVIe siècle, quelque pièce d'orgue écrite dans le vrai style liturgique s'accordent avec l'architecture romane ou gothique d'une vieille cathédrale éclairée de la lumière mystique que laissent filtrer les vitraux et toute parfumée des vapeurs de l'encens; que, d'autre part, la musique de danse de Lulli aime les salons clairs, le parfum de l'iris, cela est logique; ce sont de ces vraies correspondances dont nous parlerons tout à l'heure, qui s'établissent naturellement, soit par une analogie de leurs caractères émotionnels, soit par une association privilégiée que leur habituelle rencontre avait imposée à nos ancêtres et que nous subissons encore aujourd'hui. Les phénomènes d'audition colorée et autres synesthésies du même type que nous avons étudiés jusqu'ici n'ont rien de commun avec cela.

Des faits exposés dans ce chapitre, nous pouvons déduire:

1° Les synesthésies nées de perceptions objectives dépourvues, pour le sujet, de caractère émotionnel, ne présentent entre elles, en général, aucune affinité perceptible.

Plusieurs auteurs (Bleuler et Lehmann, Fechner) ont établi, de façon assez peu probante, selon nous, que la luminosité des voyelles marchait de pair avec leur acuité : *a, e, i* sont *en moyenne* plus clairs, *o* et *u* plus foncés. De nos observations personnelles, nous avons *parfois* retenu que les voyelles *a, e, o* étaient plus claires, *i* et *u* plus foncées pour les sujets qui les colorent, en raison de ce que les premières leurs donnaient une impression de ravissement, de légèreté, de clarté ; les secondes une impression pénible, une sensation d'obscurité. Mais ce sont là de ces cas particuliers où les voyelles sont véritablement *affectives* ; ils ne peuvent infirmer notre pensée que le phénomène demeure généralement inexplicable par la psychologie. Inexplicable par le fait d'une *association affective* au sens absolu du mot, inexplicable par le fait d'*asso-*

ciations privilégiées nées de l'habituelle rencontre des données sensorielles à l'époque qui a précédé l'apparition du phénomène.

2° Mêmes admises dans les cas de la luminosité des voyelles et, par suite, des autres synesthésies d'origine auditive qui n'en sont souvent que la conséquence logique, les hypothèses psychologiques ne sont plus guère admissibles pour l'explication des phénomènes, plus rares il est vrai, qui s'effectuent entre deux autres sens et surtout entre tous les sens, comme ceux observés par le Dr Ulrich.

3° Que ces phénomènes s'observent chez des esprits cultivés ou chez des personnes titulaires d'une honnête « bourgeoisie des facultés intellectuelles » (V. Segalen), ils n'en est pas moins vrai qu'ils datent presque toujours de la jeunesse des sujets et s'ils acquièrent par la suite, chez quelques-uns, un caractère émotionnel, ce n'est qu'en raison, soit de la sensibilité et de la culture artistique de ces sujets, soit de leur état maladif (cas du Dr ULRICH). soit même de leur folie, puisqu'il existe certains rapports incontestables « entre la déséquilibration morbide et la surculture cérébrale des esprits supérieurs » (Dr MARIE).

Qu'il faille, maintenant, retenir l'une ou l'autre des hypothèses physiologiques, aller, comme M. MAX NORDAU [1] — que nous ne sommes pas étonné de voir en cette affaire — rappeler le cas de la Pholade, ce mollusque qui ne possède pour tout appareil sensoriel qu'un siphon lui permettant de voir, d'entendre, de sentir, et en conclure à une différenciation incomplète entre nos divers sens, nous ne savons. M. SÉGALEN [2] croit que les diverses hypothèses (psychiques et physiologiques) ne s'excluent pas, s'engrènent au contraire. Les phénomènes que nous allons étudier maintenant, bien dissemblables par leur côté émotionnel de ceux que nous avons vus jusqu'ici, mais se confon-

1. MAX NORDAU, *Dégénérescence*. Tome I. *Les Symbolistes*.
2. V. SÉGALEN, *op. cit.*

dant avec eux par d'autres points, pourront peut-être, au jugement de beaucoup, lui donner raison.

CHAPITRE II

Synesthésies ayant un caractère émotionnel. Correspondances.

C'est en tête de ce second chapitre qu'il convient de rappeler l'admirable sonnet des « correspondances », de BAUDELAIRE [1].

La nature est un temple où de vivants piliers
Laissent parfois sortir de confuses paroles ;
L'homme y passe à travers des forêts de symboles
Qui l'observent avec des regards familiers.

Comme de longs échos qui de loin se confondent
En une ténébreuse et profonde unité,
Vaste comme la nuit et comme la clarté,
Les parfums, les couleurs et les sons se répondent.

1. CHARLES BAUDELAIRE. *Les Fleurs du Mal.*

Il est des parfums frais comme des chairs d'enfants,
Doux comme des hautbois, verts comme les prairies,
— Et d'autres, corrompus riches et triomphants,

Ayant l'expansion des choses infinies
Comme l'ambre, le musc, le benjoin et l'encens,
Qui chantent les transports de l'esprit et des sens.

Le vers :

« Les parfums, les couleurs et les sons se répondent. »

ne fait pas allusion, bien entendu, au phénomène particulier de l'audition colorée, mais bien à ces correspondances émotionnelles dont nous voulons parler maintenant et que MM. Antheaume et Dromard ont défini d'une manière particulièrement heureuse [1] :

« Une sensation auditive et une sensation visuelle pourront donc présenter au point de vue de leur résultante affective une analogie marquée, parce que toutes deux augmentent, diminuent ou modifient dans le même sens la tonicité morale. Ainsi les couleurs claires

1. Antheaume et Dromard, *loc. cit.*

ne sont pas seulement associées dans notre esprit à des images joyeuses pour les raisons que nous indiquions il y a un instant; elles correspondent véritablement par la manière dont elles stimulent notre activité nerveuse, à l'excitation que produisent de pareilles images. Les couleurs sombres correspondent de la même façon à nos sentiments de tristesse, et les teintes effacées à nos vagues ennuis, aux chagrins sans cause d'un jour de spleen ou de mélancolie. Tout cela revient à dire que non seulement nos sensations brutes et nos sentiments moraux, mais encore nos sensations entre elles, peuvent se rencontrer en certains carrefours où l'impression tend à s'unifier, de telle sorte que deux sensations d'ordre différent peuvent aboutir en définitive à un état commun. Il en résulte positivement que nos sens demeurent en rapports constants les uns avec les autres, et qu'il se fait entre eux de perpétuels échanges. Les données visuelles se transforment en impressions de l'ouïe, certains sons combinés nous mettent sous les yeux de l'esprit certaines formes, certaines couleurs, au point d'évoquer en nous des scènes ou des paysages. Ces correspondances mystérieuses qui tiennent nos sens dans un enchaînement mutuel, BAUDELAIRE les a dites en termes précis... »

Nous distinguerons, dans ces « correspondances mystérieuses » celles qui se présentent comme de véritables synesthésies et celles qui ne sont que le résultat d'une *comparaison réfléchie* entre deux données sensorielles d'ordre différent; ces dernières peuvent, dans une certaine mesure, justifier l'apparition des autres. En allant plus loin on pourrait, comme l'ont fait certains auteurs, notamment ALFRED BINET [1], trouver dans la *métaphore* un autre type de correspondances bien plus lointain des synesthésies véritables, mais ayant quelque parenté avec elles, la métaphore étant

1. ALFRED BINET, *loc. cit.*

« un *rapprochement intelligent* de choses différentes, rapprochement fondé sur une raison quelconque, au moins sur une identité de sentiment ou sur une coïncidence fréquente et naturelle. »

Dans les synesthésies véritables nous distinguerons :

1° Celles, accidentelles, provoquées par des intoxications.

2° Les cas où la sensation première (une œuvre musicale généralement), provoque des associations bizarres paraissant n'avoir aucun rapport avec la donnée objective.

3° Les synesthésies logiques, celles qui pourraient être de vraies correspondances si elles n'avaient pas un caractère de spontanéité qui fait défaut à ces dernières.

* * *

Guy de Maupassant écrit quelque part : « Je ne savais vraiment si je *respirais de la musi-*

que ou si *j'entendais des parfums*[1] ». C'est bien là l'impression ressentie presque toujours par les personnes chez lesquelles l'absorption d'un toxique provoque des troubles dans la perception des sensations. De tels phénomènes, dans les cas d'intoxication, sont assez communs, mais ils ne furent notés que par de rares écrivains. Ici, bien qu'il y ait un travail littéraire incontestable, il est certain que les sensations ont bien été perçues. Elles diffèrent des synesthésies communes par ce fait qu'elles n'ont aucun caractère de persistance dans le cas d'une intoxication ultérieure ; de plus, elles contribuent pour une bonne part à « corser » les émotions multiples éprouvées par le sujet, elles ont un caractère qui nous permet de les présenter dans ce second chapitre.

On a pu écrire à propos d'HOFFMAN, grand buveur de vin :

« Les soirs de sobriété relative, et juste-

1. GUY DE MAUPASSANT. *La vie errante. Une nuit.* Paris, OLLENDORFF

ment dans « l'état intermédiaire à la veille et au sommeil », il éprouvait une perversion générale des sens. Ce n'était plus seulement comme chez Alfred de Musset et d'autres poètes nerveux, le phénomène de l'audition colorée qui, en lui même, n'a rien de morbide. Hoffmann entendait les couleurs ou les odeurs, et réciproquement il voyait les sons. « Dans l'état de délire qui précède le sommeil, disait-il, et surtout quand j'ai entendu beaucoup de musique, il se produit chez moi une confusion entre les couleurs, les sons et les parfums. C'est comme si les uns et les autres naissaient mystérieusement tous ensemble d'un même rayon de lumière et s'unissaient ensuite pour former un concert merveilleux. Je tombe involontairement dans un état de rêve, et j'entends alors, comme dans un grand éloignement, les sons d'un cor s'enfler et s'affaiblir tour à tour[1]. »

1. ARVÈDE BARINE : *Névrosés* ; Hoffmann p. 27.

Les synesthésies peuvent parfois toucher au domaine purement hallucinatoire sans être des hallucinations au sens psychiatrique du mot. C'est ainsi qu'HOFFMANN associait aussi, sous l'influence de l'alcool et pendant une courte maladie, de façon assez amusante, la représentation de ses gardes malades aux sensations évoquées à lui par les instruments de musique: « Aujourd'hui, la flûte m'a cruellement tourmenté, s'écriait-il, désignant par là un ami qui parlait très bas et dont la voix avait quelque chose de langoureux, ou bien : Toute l'après-midi, cet insupportable basson m'a fait souffrir le martyre, il manquait toujours sa rentrée, ou il était en retard. Le basson était X qui avait une grosse voix de basse [1]. »

Chez THÉOPHILE GAUTIER (Haschich.)

« Une demi-heure s'était à peine écoulée que je retombais sous l'empire du haschich. Cette fois, la vision fut plus compliquée et

1. Biographie de HITZIG.

plus extraordinaire... Mon ouïe s'était prodigieusement développée : *j'entendais le bruit des couleurs.* Des sons verts, rouges, bleus, jaunes m'arrivaient par ondes parfaitement distinctes [1]. »

Sous l'empire du Mescal :

« Avec la fulgurance d'une douleur névralgique, le derrière de ma tête parut s'ouvrir et émettre un torrent de couleurs brillantes, immédiatement suivi par la sensation d'un courant d'air soufflant en tempête dans mes cheveux — *à un moment donné, la couleur verte prit un goût dans ma bouche, il était douceâtre et légèrement métallique; le bleu, lui, avait un goût qui rappelait celui du phosphore, ces deux couleurs seules semblaient avoir un rapport avec le sens du goût* » [2].

Il faut avouer que la documentation n'est pas très riche, sur ces phénomènes synesthé-

1. TH. GAUTIER, *op. cit.*

2. Dr A. NEUVILLE. *Un Nouveau Paradis artificiel, le Mescal* ; Revues des Revue, 1er février 1898.

siques, et encore ce dernier cas est assez peu caractéristique.

(Il y aurait à ce propos, rappelons-le aux expérimentateurs, de très belles recherches à faire sur la physiologie et la psychologie des intoxiqués aigus ou chroniques. L'intoxication est un état mixte entre la santé mentale et la folie. Il faut, croyons-nous, l'utiliser en des recherches certainement fécondes de psychologie et même de psychiatrie expérimentale.)

Le goût métallique de la couleur verte et le goût de phosphore de la couleur bleue sont des associations qui viennent très naturellement à la pensée de même que le goût cuivré de la couleur jaune; il n'y a là rien d'extraordinaire. Néanmoins, envisagés en dehors du point de vue émotionnel, comme de simples synesthésies de premier type, ces phénomènes sont tout à fait remarquables. Ce sont des cas très spéciaux, qui ne semblent pas parler pour ou contre les hypothèses psychologiques ou physiologiques du mécanisme de l'audition colorée et des phénomènes connexes. On dirait qu'il y a, en notre cerveau, un terrain tout préparé aux possibilités d'associations indéfinies et que les toxiques seraient comme des étincelles capables d'en faire jaillir quelques-unes, au même titre que d'autres causes, connues ou inconnues, en provoquent, à des degrès d'intensité et de variété divers, et de façon permanente, chez quelques individus.

Assez peu nombreux sont aussi les cas où la sensation première objective émotionnelle provoque la vision de diagrammes variés ou autres singularités sans rapport apparent avec elle. Les figures géométriques se rencontrent surtout, mélangées avec d'autres sensations secondaires, chez les sujets ne présentant que des synesthésies du premier type [1].

1. Il en est d'assez amusantes. DESTOUCHES, dans un article sur « *l'Audition colorée et les phénomènes connexes observés chez les écoliers.* » (Revue scientifique, 16 février 1901) parle d'un sujet qui voit des « prières en forme de canapé » et l'adverbe *où* revêtant les contours d'une carte de France.

Il est des cas, assez rares, ou les figures géométriques

Nous ne citerons qu'un cas, celui d'un sujet que nous connaissons et qui a pu nous fournir des analyses fort logiques des quelques phénomènes curieux par lui éprouvés.

Maurice, tel est le nom du sujet, n'est pas doué de la faculté de colorer les lettres, les chiffres et les notes (bien que musicien) ;il nous avoue seulement avoir toujours vu le *mardi* couleur feuille morte en donnant de ce fait une raison pour lui indiscutable : s'il voit le *mardi* de cette couleur. c'est uniquement en raison de quelque sensation d'automne fortement enregistrée pendant sa jeunesse. « Lorsque je pense au *mardi*, nous dit-il. je me vois toujours, sur la route qui allait vers l'école, par une douce matinée d'arrière automne, alors que toutes les feuilles des arbres étaient jaunes... »

se présentent au sujet sous un aspect aimable ou agressif: Un de nos bons psychologues d'aujourd'hui, M. P., Professeur à l'Université, nous avouait que les triangles lui étaient absolument antipathiques et qu'il faisait tout son possible pour les éviter. La vue d'un rond, d'un ovale, le rassénere au contraire.

C'est là une synesthésie par *association privilégiée*. Il nous dit encore que, parfois, certains mots terminés par un *i* lui donnent la sensation d'une très jolie teinte bleue ; mais venons-en aux associations qui nous intéressent plus particulièrement :

Maurice voit, depuis longtemps, le troisième acte du *Tannhaüser* comme une ligne courbe ; la Sonate appassionata de BEETHOVEN [1] comme un angle aigu dont le sommet lui est opposé ; les trois notes initiales (première mesure) du thème du *molto vivace* de la neuvième symphonie avec chœurs, lorsqu'elles sont données aux timbales, lui font voir une « cervelle gisant sur des dalles de marbre blanc » ; enfin, l'admirable thème de l'*andante con moto* de la symphonie en *ut mineur*, de BEETHOVEN, lui est évoqué par la vue d'un soufflet, plus particulièrement d'un grand soufflet de forge.

Maurice attribue la première de ces repré-

1. *Op.* 57.

sentations graphiques à cette cause : « la première fois que j'entendis, à l'Opéra, le troi- acte du *Tannhaüser*, j'occupais une place aux galeries supérieures, sur le côté, et tout, selon moi, contribuait à m'imposer cette courbe qui m'obsède depuis : la forme de la salle de l'Opéra, le décor représentant une vallée, les rappels du « chœur des pélerins » qui, augmentant on diminuant d'intensité tour à tour, donnaient l'impression d'une longue suite de courbes mélodieuses ». Pour la *Sonate appassionata*, c'est dans les *crescendo* répétés, partant du grave et arrivant à leur point culminant, après une lente progression, aux notes aiguës du piano, qu'il croit voir un rapport avec l'angle aigu qui s'est imposé à son esprit lors de la première audition de cette sonate[1]. Il explique la vision bizarre de la cervelle par

1. Il est curieux d'observer que cette Sonate a été inspirée à BEETHOVEN, par *La Tempête* de SHAKESPEARE, et que nombre de sujets voient le vent sous la forme d'une suite d'angles aigus.

la chute d'octave de la première note à la seconde et par le timbre particulier des timbales; enfin, le pouvoir magique des soufflets de forge par « leur ressemblance avec la forme des violoncelles » qui donnent, au début, le thème du 2e morceau de la puissante symphonie en *ut mineur*. Il lui semblait, la première fois qu'il l'entendit, que les violoncellistes rangés au fond de l'orchestre « actionnaient d'énormes souffets ».

Sans nous attarder plus longtemps sur ce cas, nous ferons remarquer, à propos des deux premières synesthésies, qu'une mélodie a, en soi, une ligne, et que pour décrire un morceau de musique, il est d'usage de faire de fréquents emprunts au vocabulaire propre à l'architecture. M. Vincent d'Indy, pour faire saisir à ses élèves ce qu'est une « suite » de piano, leur dit qu'elle a la forme du *fronton*, et, dans le dernier chapitre de son *Cours de Composition Musicale* [1] il compare assez heu-

1. Vincent d'Indy. *Cours de Composition musicale*, rédigé

reusement l'évolution des formes musicales primitives aux formes architecturales des mêmes époques.

Huysmans [1] note aussi l'accord mélodique de la mélodie grégorienne avec l'architecture médiévale : du plain-chant qui « se courbe ainsi que les sombres arceaux romans » ou « surgit ténébreux et pensif, tel que les pleins cintres. »

Des synesthésies qui sont de véritables correspondances (la sensation objective et la sensation subjective étant toutes deux de caractère émotionnel) mais en différant par le fait qu'elles sont spontanées, il est d'assez nombreux cas. Ce sont elles qui servent de transition entre toutes les associations impulsives où la volonté n'est pour rien et celles qui ne sont que la conséquence d'une réflexion, d'une comparaison.

avec la collaboration d'Auguste Sérieux, 1re année. Paris, Durand et fils.

1. Huysmans. *En route*. Stock.

Il n'est pas nécessaire, pour que ces synesthésies se produisent, que la donnée objective ait le caractère d'une œuvre d'art. Il suffit, par exemple, du timbre d'un instrument expressif (une note de violoncelle, une note de cor, une note grave de flûte) ou bien d'un simple accord frappé, entendu dans certaines conditions particulièrement favorables. Ainsi un accord de *mi mineur*, frappé doucement sur un piano, dans le registre grave, la chambre étant plongée dans une demi-obscurité, nous évoqua une fois, par voix d'association immédiate, la vue d'un jardin sous la pluie, et depuis lors, cet accord partage avec celui de *la mineur* le pouvoir de nous évoquer toujours la même vision, dans des conditions quelconques de temps et de lieu, mais frappé isolément et seulement sur un piano.

Bleuler et Lehmann [1] nous disent que le compositeur Louis Ehlert, dans ses *Lettres à une*

1. Bleuler et Lehmann, *op. cit.*

amie sur la musique, publiées à Berlin en 1859, décrit ainsi ses impressions à l'audition de la symphonie en *do majeur* de SCHUBERT : « L'air en *la majeur*, dans le scherzo, est d'une chaleur si ensoleillée et d'un vert si tendre qu'il me semble, en l'entendant, respirer la senteur des jeunes pousses de sapin... Non ! en vérité, si *la majeur* ne dit pas vert, je n'entends rien à la coloration des sons. »

Un sujet observé par M. SUAREZ DE MENDOZA avoue : « Une mer de vert, d'une couleur beaucoup moins compacte que toutes les autres, cela donne la même impression que le prélude de *Lohengrin*. »

Chez presque tous les sujets, c'est une simple couleur qu'évoquent certains airs, certaines pièces musicales, voire même certains opéras :

« Un air de musique, un opéra, présentent quelquefois une teinte générale. Ainsi, l'air d'*Haydée, Enfants de la noble Venise*, paraît d'un bout à l'autre d'une nuance chocolat ;

l'*Epreuve villageoise* et le *Pré aux clercs* semblent verts »[1].

Voici quelques autres synesthésies du même genre [2] :

La musique *d'Haydn* est d'un vert désagréable ;

La musique de *Mozart* est généralement bleue;

— *Chopin* se distingue par beaucoup de jaune;

La musique de *Wagner*. — Atmosphère lumineuse changeant successivement de couleurs;

La *Chevauchée des Walkyries*, vert ;

La musique des *Amants de Vérone* est d'une teinte généralement bleue ;

Aïda, soit *à l'orchestre*, soit *au piano*, est d'une belle teinte bleue ;

Le *Vaisseau Fantôme* d'un vert brumeux ;

Le *Tannhaüser* est bleu, etc...

Enfin, l'audition d'une œuvre musicale fait souvent dérouler, dans le champ de la vision

1. Observations de DE ROCHAS.
2. Observations de SUAREZ DE MENDOZA.

mentale de l'auditeur, des suites d'images, des scènes, des visions de paysages inconnus en rapport d'expression direct ou indirect avec l'œuvre même ;

Il est un air pour qui je donnerais
Tout Rossini, tout Mozàrt et tout Weber,
Un air très vieux, languissant et funèbre,
Qui pour moi seul a des charmes secrets.

Or chaque fois que je viens de l'entendre,
De deux cents ans mon âme rajeunit ;
C'est sous Louis Treize... Et je crois voir s'étendre
Un coteau vert que le couchant jaunit.

... Puis une dame à sa haute fenêtre,
Blonde aux yeux noirs, en ses habits anciens,
Que dans une autre existence, peut-être,
J'ai déjà vue et dont je me souviens !...

(GÉRARD de NERVAL).

***

Nous avons hésité à garder, pour la fin de ce chapitre, l'audition colorée des instruments de musique. Nous l'avons fait, pensant que, dans la plupart des cas, ces synesthésies étaient bien plus le fait de la réflexion que celui d'une association spontanée. Nous avons vu que pour la plupart des audito-coloristes (qui colorent des données sensorielles parfaitement inexpressives en elles-mêmes ou n'ayant pas pour eux la valeur d'une sensation émotive) le timbre de la note musicale était indifférent. Les documents que nous avons sous les yeux semblent nous donner raison.

Les premières traces de phénomènes synesthésiques, nous l'avons dit dans notre introduction, se rapportent à la couleur du timbre des instruments. Léonard Hoffmann [1] voit les couleurs suivantes dans le son des instruments :

Violoncelle — bleu indigo.
Violon — bleu d'outremer.
Clarinette — jaune.

1. Leonard Hoffmann, *op. cit.*

Trompe — rouge vif.
Flûte — rouge kermès.
Hautbois — rouge rose.
Cor de chasse — pourpre.
Flageolet — violet.

Puis SALOMON LANDOLT, peintre suisse (né en 1741, mort en 1818) suivant son biographe « jouait de temps en temps de la guimbarde et prétendait qu'il percevait une relation entre les sons de cet instrument, principalement dans les notes élevées, et les tons des couleurs et leur gradation harmonieuse. C'est par quoi d'agréables dispositions de coloris lui étaient grandement facilitées. »

Nous croyons que si LÉONARD HOFFMANN avait vu les couleurs des instruments comme un audito-coloriste voit la couleur des voyelles, il aurait éprouvé d'autres synesthésies dont il n'aurait pas manqué de nous faire part; et nous voyons dans le cas de SALOMON LANDOLT bien plus le fait d'un artiste qui, à court d'inspiration, cherche à se créer un état d'esprit favorable à la production artistique. Il est peintre et ce sont naturellement des visions colorées qu'il éprouvera, lorsqu'il sera parvenu à s'émouvoir, à « s'emballer » dirions-nous plus vulgairement, au même titre qu'un musicien cherchera, dans la vue d'un beau paysage, un état d'émotivité spécial qui favorisera son inspiration.

FLOURNOY connaît un peintre doué d'audition colorée qui, à bout d'idées, prend son violon et trouve dans les sons de cet instrument les teintes et les nuances que réclame son tableau : même remarque. Nous ajouterons que ce fait n'est pas rare chez les peintres, très amateurs de musique. Beaucoup ont un piano chez eux et ne savent pas en jouer ; il leur suffit, parfois, de promener leurs doigts sur le clavier, de frapper au hasard quelques accords et voilà l'inspiration rebelle qui revient, le timbre de l'instrument a fait renaître un état d'esprit qui leur permet, maintenant, d'imaginer les formes et les couleurs dont ils ont besoin pour leur travail artistique.

Gévaert, Lavignac [1], *proposent* des couleurs au son des instruments. Personnellement, nous voyons la *flûte*, instrument séraphique, en son registre grave, d'un très beau bleu un peu foncé comme la couleur du ciel d'un calme soir d'été, quand le soleil est déjà disparu; le *hautbois*, instrument éminemment pastoral, nous apparaît, également en son registre grave, d'une couleur verte, et la figure de Gevaert le représentant comme une ligne rouge nous paraît fort logique s'il s'agit des notes aiguës de cet instrument, un peu agressives.

Nous avons pourtant le cas, cité par le Dr Pédrono, de Nantes [2], d'un professeur de réthorique, très bon musicien, lequel colore *surtout* les timbres de voix et d'instruments, *sans ré-*

1. Lavignac. *La musique et les musiciens.* Delagrave.
2. Pédrono. *Journal de Médecine de l'Ouest*, 1882. *Annales d'Oculistique*, 1882, 2e semestre.

flexion, dès que le son frappe son oreille. L'impression est subite et spontanée, *extériorisant* l'image, laquelle semble planer au-dessus de la personne qui chante ou de l'instrument qui résonne, comme une sorte d'atmosphère mal limitée.

Pour les voix, elles sont souvent bleues, assez souvent jaunes et rouges, rarement vertes. Ce sont les jaunes qui l'impressionnent le plus agréablement.

Pour les instruments, nous voyons qu'une même mélodie lui apparaît de couleurs différentes suivant l'instrument sur lequel elle est exécutée.

Notons aussi, en passant, qu'un accord parfait n'a pour lui qu'une seule couleur, et que, dans un accord dissonnant, quelques-unes des notes se détachent avec leurs couleurs propres, même si elles sont de couleurs voisines des couleurs des autres notes.

L'accord en *la majeur* est jaune; celui de *la mineur* violet, etc...

Rappelons, pour terminer, deux autres cas de « correspondances » amusantes.

D'abord, celles de « l'orgue à bouche » de des Esseintes[1] :

Curaçao sec — chant aigrelet et velouté de la *clarinette*.

Kummel — *hautbois* dont le timbre sonore nasille.

Menthe et anisette — *flûte*, sucrée et poivrée, piaulante et douce.

Kirsch — sonne furieusement de la *trompette*.

Gin et whisky — stridents éclats de *pistons* et de *trombones*.

Eau-de-vie de marc — fulmine avec les assourdissants vacarmes des *tubas*.

Rakis de chio et mastico — roulement de tonnerre de la *cymbale* et de la *caisse*.

Vieille eau-de-vie — *violon*, fumeux et fin, aigu et frêle.

1. HUYSMANS. *A Rebours*. Fasquelle.

Rhum — *alto* ronflant et sourd.

Vespéro — déchirant et prolongé, mélancolique et caressant comme une *violoncelle*;

Vieux bitter — *contre-basse* corsée, solide et noire.

Cumin sec — saveur vibrante, note argentine, détachée et grêle — *harpe*.

Puis celles de LÉON GOZLAN, d'une valeur beaucoup plus réelle, nous semble-t-il :

« Comme je suis un peu fou, j'ai toujours rapporté, je ne sais trop pourquoi, à une couleur ou à une manie les sensations diverses que j'éprouve. Ainsi, pour moi, la pitié est bleu tendre, la résignation est gris perle, la joie est vert pomme, la satiété est café au lait, le plaisir rose velouté, le sommeil est fumée de tabac, la réflexion est orange, la douleur est couleur de suie, l'ennui est chocolat. La pensée pénible d'avoir un billet à payer est mine de plomb, l'argent à recevoir est rouge chatoyant ou diablotin. Le jour du terme est couleur de sienne, — vilaine couleur! aller à un premier rendez-vous, couleur thé léger, à un vingtième thé chargé. quant au bonheur... couleur que je ne connais pas! »

On pourrait établir à l'infini des *comparaisons* de ce genre; les œuvres de certains poètes et prosateurs modernes en abondent, notamment celles de nos subtils symbolistes. C'est sans doute une des causes qui ont attiré sur les phénomènes synesthésiques les foudres de M. MAX-NORDAU.

Cet infatigable critique — peu renseigné sur la question — a vu dans l'audition colorée un signe certain de dégénérescence. Nous y verrions plutôt un progrès, surtout s'il était prouvé que l'apparition des manifestations de ce phénomène coïncide avec le perfectionnement de notre faculté d'associer consciemment entre elles les diverses données sensorielles, de comprendre les mystérieuses et logiques correspondances qui les apparentent. Là existe bien l'indice d'un progrès incontestable dans le sens, non de la puissance, mais de la subtilité de notre esprit.

Qu'il ait été fait, chez les symbolistes, un abus de celà, nous n'en doutons pas. Il ne pouvait en être autrement, toute formule d'art nouvelle provoquant des excentricités qui la compromettent pour un moment. De grands artistes, sans attendre l'école symboliste, ont révélé dans leurs œuvres, d'une manière moins directe mais plus profonde, qu'ils avaient senti ces affinités unissant les divers arts entre eux.

Nous avons dit déjà, comparant la « ligne musicale » à la « ligne architecturale » l'étroite parenté de ces deux arts, souvent constatée au cours de leur évolution parallèle. BRUNETIÈRE a fort bien noté [1] l'évolution de la littérature : « architecturale » au XVIIe siècle, « picturale » à partir de la seconde moitié du XVIIIe et tendant, depuis moins d'un demi-siècle, à s'ap-

1. F. BRUNETIÈRE. *Symbolistes et Décadents*. Revue des Deux-Mondes, 1er novembre 1888.

parenter avec la musique, en citant fort à propos cette belle pensée de CARLYLE[1] :

« Pour ma part, je trouve une signification considérable dans la vieille définition vulgaire que la poésie est métrique, a une musique en elle, est un chant... Musical! que de choses tiennent en cela! Une pensée musicale est une pensée parlée par un esprit qui a pénétré dans le plus intime de la chose, qui en a découvert le mystère le plus intérieur... La signification du chant va profond ».

De plus en plus, les arts ne se contentent plus d'évoluer parallèlement suivant une admirable logique, ils tentent de se pénétrer très intimement, au point que l'on dit souvent, maintenant, d'une peinture qu'elle est *musicale*, d'une musique qu'elle est *colorée*. Les artistes tentent d'exprimer l'inexprimable, d'aller toujours plus profondément dans leur art en tirant parti, consciemment ou inconsciemment

1. CARLYLE. *Les Héros.*

de ces affinités mystérieuses qui unissent leur art aux autres arts. PUVIS DE CHAVANNES, dont RODENBACH a pu dire de ses fresques qu'elles étaient comme le « rêve que les pierres font »[1] en offre des exemples admirables. Placées dans un cadre architectural plus en rapport avec leur beauté, en harmonie avec le décor environnant comme le sont les admirables vitraux du XIIIe siècle dans nos cathédrales gothiques, ces incomparables fresques feraient mieux sentir à quel point elles sont, en même temps qu'une peinture, une musique, un poème! Elles pourraient communiquer une émotion comparable à celle que l'on éprouve en entendant un drame musical profond, alors que tous les moyens d'art concourent, à des degrés divers, à l'impression unique, totale. Et n'est-ce pas là, en somme la plus absolue transposition, dans le domaine de l'art, des véritables correspondances, que cette alliance intime cons-

1. RODENBACH. *L'Elite*. Fasquelle, Paris.

tatée parfois au théâtre entre la ligne mélodique, son atmosphère harmonique, leur « couleur » orchestrale et les sentiments exprimés par le poème, les lignes et les teintes des décors, les lumières enfin qui viennent les éclairer et les obscurcir tour à tour.

CONCLUSIONS GÉNÉRALES

Les phénomènes que nous venons d'étudier sommairement forment une échelle continue qui va de l'audition colorée simple, spontanée et persistante, aux synesthésies qui s'établissent, dans les mêmes conditions, entre deux sensations émotionnelles. Ces dernières se rattachent à leur tour aux *correspondances* que le sujet établit entre des données sensorielles d'ordres différents, ayant une analogie dans leurs caractères émotionnels.

Le fait d'être apte à sentir ces *correspondances* est l'indice d'une synthèse mentale supérieure. Plus nous nous éloignons de ces phénomènes pour nous rapprocher de ceux du type de l'audition colorée simple, moins les qualités d'intelligence et de culture artistique sont nécessaires. Au sens que nous attribuons à ces mots, on peut dire que les enfants, qui forment la grosse majorité des audito-coloristes, en sont totalement dépourvus.

Ils nous semble bien établi qu'il existe une différence assez profonde entre les synesthésies que nous avons étudiées dans chacun de nos deux chapitres pour justifier, à l'égard de celles qui faisaient l'objet du premier, la possibilité d'admettre, provisoirement au moins, des hypothèses d'ordre purement physiologiques. Tout au contraire, il faudrait chercher dans la psychologie l'explication des autres. Mais les explications ne s'engrènent-elles pas ? N'y a-t-il pas en nous, comme nous le disions plus haut, un terrain tout préparé aux possibilités d'associations indéfinies, logiques ou illogiques, que certaines causes éveilleraient plus ou moins chez un nombre limité de sujets? Dans ce cas, les sujets capables d'établir des *correspondances* ne feraient que mettre de l'ordre dans ce chaos, suppléant à l'absence de la cause déterminante par leur volonté intelligente.

Enfin, il se pourrait que la cause physiologique qui détermine, chez certains enfants, l'apparition de ce phénomène, disparaisse généralement avec la croissance (comme cela s'observe dans beaucoup d'autres cas d'anomalies d'origine embryologique, par exemple) et demeure chez quelques individus. Parmi ces derniers, les uns continueraient à percevoir les associations spontanées sans rien y ajouter de leur personnalité ; elles resteraient, comme en leur enfance, dépourvues de toute logique et de tout caractère émotionnel. Chez les autres, plus cultivés, elles prendraient l'empreinte de leur sensibilité, de leur intelligence affinée et seraient du type de celles que nous avons présentées dans notre second chapitre. Ce serait la justification de notre classification.

Autant de points qui, nous l'espérons, s'élucideront lentement, sans doute, à mesure qu'une documentation de plus en plus complète apportera des matériaux aux psychologues et aux médecins qui s'intéressent à cette question si attachante des synesthésies. Nous bornons à ces simples indications nos conclusions et nous espérons que, pour modestes qu'elles soient, elles contribueront peut-être cependant à situer, au moins au point de vue théorique, le problème sur son véritable terrain, ce qui est en toute chose le point capital.

INDEX BIBLIOGRAPHIQUE [1]

AIKIN (W. A.) *Phonology of the Vowel Sounds. journal of Physiol.* I. III, 1903.

ANTHEAUME et DROMARD. *Poésie et Folie.* Page 565 et suiv. Paris, Doin, édit., 1908.

BINET (A.) *Le problème de l'audition colorée. Revue des Deux-Mondes.* 1er oct. 1892.

BLEULER (E.) et K. LEHMANN. *Zwangsmassige Lichtempfindungen durch Schall und verwandte Ercheinungen,* etc... Leipzig, 1881.

CLAPARÈDE. *Persistance de l'audition colorée. Compte-rendu hebdomadaire de la Société de Biologie.* L. V, nº 30, 6 nov. 1903.

COMBARIEU (J.) *Les rapports de la musique et*

1. On trouvera une bibliographie assez complète en ce qui concerne le phénomène de l'Audition colorée, dans le volume du Dr A. MARIE. *L'Audition morbide.* Bloud. éd. Nous n'avons pas voulu que notre bibliographie fasse double emploi avec ce travail et nous en sommes tenus à l'essentiel. — Voir aussi SUAREZ DE MENDOZA : *Op. cit*, p. 161.

de la poesie au point de vue de l'expression. 1893.

CORNAZ (Ch. A. E.) *Des abnormités congénitales des yeux et de leurs annexes.* Lausanne, 1848.

DAURIAC (Lionel.) *Des Images suggérées par l'audition musicale. Revue philosophique,* nov. 1902.

DRESLAR (F. B.) *Are chromæsthesias variable. Amer. Journ. Psychol.* XIV.

DESTOUCHES (Dr Louis). *La musique et quelques-uns de ses effets sensoriels. Theses de Paris,* 1898.

DUJARDIN (D[r]), *de Lille In Annales d'oculistique.* Janvier 1898.

FERRÉ (Ch.) *Vision colorée et équivalence des excitations sensorielles. Compte-rendu hebdomadaire de la Société de Biologie.* 1887.

FLOURNOY. *Des phénomènes de Synopsie.* Alcan, 1893.

GAUTIER (Th.) *Le club des hachichins. La Presse.* 10 juillet 1843.

GŒTHE. *Théorie des couleurs.* 1810.

HOFFMANN (L.) *Versuch einer Geschichte der malerischen Harmonie uberhaupt,* etc. Halle, 1786.

L'Initiation, août 1901. « *Son, lumiere, couleur dans l'Astral* ».

KELLER (G.) *Zuricher Novellen.*

LAIGNEL LAVASTINE. *Audition colorée familiale. Revue Neurologique.* 9 déc. 1901.

LEMAITRE (Aug.) *Audition colorée et phénomenes connexes observés chez les écoliers. Revue Scientifique.* 16 février 1901.

London Médical Record. Décembre 1882.

clinaison des lettres, tous les caractères fondamentaux de l'écriture normale sont le plus souvent conservés.

L'impulsion graphique est fréquente dans les écrits épileptiques post-paroxystiques, où elle prend une forme remarquablement monotone et stéréotypée. Elle utilise aussi des signes particuliers. On se souvient des caractères martiens, inventés par mademoiselle SMITH et considérés par elle comme les signes graphiques des habitants de Mars). Les dessins automatiques des malades sont de même nature.

Le contenu de l'écrit varie suivant la forme de l'affection. Les idées exprimées dans les écrits médianimiques et souvent dans les écrits hystériques sont d'origine toute subconsciente.

Le principal élément d'appréciation de la gravité d'un trouble graphique est l'altération apportée au sens de l'écrit. L'incohérence absolue de l'ensemble de l'écrit traduit une obnubilation intellectuelle profonde : remarquons qu'il n'y a pourtant là qu'une règle générale.

Les corrections impliquant un certain degré d'auto-critique constituent un symptôme de bon augure et annoncent souvent le retour de la lucidité.

Ces analyses graphiques malgré leurs classifications peut-être poussées à l'excès, aideront les psychologues à trouver dans l'écriture, non seulement des *tests mentaux* de valeur, mais des indications plus précises qu'il ne paraît sur l'aprosexie.

Les temps de réactions. — Le Dr A. Marie [1] a repris l'étude des temps de réaction chez les aliénés à l'aide du chronomètre de d'Arsonval sur une série de 12 déments ainsi répartis :

Déments	paralytiques.	3
»	précoces	3
Déments	vésaniques	3
»	séniles	3

Et sur un nombre égal de normaux d'âges différents :

Enfants.	3
Adultes.	6 (3 h. 3 f.)
Vieillard normaux	3

Pour tous ces sujets il procède à des séries de mesures dont les moyennes donnent :

1. Dr A. Marie. Les démences. Paris, 1906, Doin, 1 vol. 492 p. avec figures in *Bibliothèque internationale de psychologie expérimentale normale et pathologique.*

Moyennes des temps de réact. relevées sur 12 normaux

3 enfants	6 adultes (3 h. et f.)	3 vieillards
19	13	26

Les mêmes recherches sur un jeune homme épileptique simple ont donné : 28.

Temps de réaction des déments proprement dits

Déments paralytiques

1re période	2e période	3e période
33	35	50,5

Déments précoces

45,4	50,7	48

Déments séniles

Sénilité précoce	60 ans	75 ans
27,5	40,3	64

Démences vésaniques

Théomane négateur	Mélancolie chronique
42	47,2

Hypochondriaque
49

Ces chiffres montrent le contraste frappant entre normaux et anormaux, et démontrent en outre que chez les déments cette différence est sensiblement plus forte qu'entre les normaux même en y comprenant l'enfant et le vieillard.

Cependant, les moyennes tout instructives qu'elles soient le sont moins que l'examen raisonné des séries de mensuration en détail. C'est ainsi que pour 3 des déments paralytiques, nous voyons chez le premier (P. G. première période) dans les 10 premières notations relever des temps de réaction très inégaux.

La répétition de l'épreuve amène pas comme chez les normaux une certaine adaptation et un progrès dans les temps de réaction (15, 17), néanmoins la moyenne générale du premier malade reste au-dessus de 30 (34, 5).

Chez le deuxième malade (P. G. deuxième période, en rémission) on relève une moyenne de 33 avec des écarts allant jusqu'à 50, et le troisième (P. G. troisième période, alité, gâteux) 50 et 40 à 80 d'écart.

Nous donnons ci-dessous le relevé des moyennes des temps de réaction de ces trois malades :

Bourg...	Bout...	Aub...
35	17	80

BOURG...	BOUT...	AUB...
45	20	42
25	50	43
25	26	60
38	22	45
100	30	50
20	25	50
25	30	35
15	50	50
17	60	50
345	330	505
Moyenne : 34,5	Moyenne : 33	Moyenne : 50,5

MM. NAYRAC et CL. CHARPENTIER ont pris au laboratoire de Psychologie de l'asile-clinique Sainte-Anne un assez grand nombre de temps de réactions sur des malades aliénés. Ils se servaient du chronomètre de D'ARSONVAL et négligeaient en moyenne les cent premiers temps de réaction pour laisser aux sujets le temps de s'accoutumer à l'appareil. Les expériences étaient poursuivies jusqu'à épuisement complet du sujet. Elles portèrent sur 15 malades et comprirent des réactions auditives et des réactions tactiles. Voici les résultats moyens, en centième de seconde de ces expérience :

Tableau des réactions auditives

NAYRAC, CL. CHARPENTIER

1. Mystique.	16,90	de seconde.
2. Persécuté hésitant. . .	19,70	—
3. Débile.	20,40	—
4. P. G. au début	24,29	—
5. Crétinique	26,20	—
6. Dément précoce	27,43	—
7. Dément	28,26	—
8. Persécuté réticent. . .	37,43	—
9. Démente.	38,50	—
10. Mélancolique.	38,50	—
11. Excité maniaque . . .	40,16	—
12. P. G. alcoolique. . . .	40,30	—
13. Persécuté hypique. . .	46,30	de seconde.
14. Mélancolique anxieux .	54,38	—
15. Mélancolique confus. .	59,60	—

« Les résultats des réactions tactiles, dit M. NAYRAC [1], sont à peu de chose près, les mêmes : le tableau se termine par l'excité maniaque, ci-dessus, qui réagit à une moyenne générale de 65,25 pour cent de seconde...

1. JEAN-PAUL NAYRAC, *loc. cit.*, p. 170.

« 1° J'en conclus donc que, plus les désordres psychiques deviennent graves, plus le processus réflexe de la réaction devient lent et difficile ;

« 2° Les aliénés se fatiguent très vite, même lorsqu'on stimule leur attention par des encouragements ;

« 3° Les moyennes, par dix, sont plutôt négligeables chez les aliénés ; ce qui caractérise l'aliéné, c'est son inconstance, son « hyperoscillation » d'une réaction à une autre. Son graphique n'est réellement intéressant que lorsqu'on l'étudie réaction par réaction ;

« 4° Les malades dont nous n'avons pu enregistrer les réactions se trouvaient dans un état pathologique grave. La perte de l'attention se lie donc toujours à l'abêtissement et à la stupidité organique ;

« Le contrôle par *tests* des résultats obtenus a pleinement confirmé les chiffres du chronoscope de d'ARSONVAL » (p. 170-171).

De plusieurs séries de temps de réactions prises par nous au laboratoire de Psychologie pathologique de l'Ecole des Hautes-Etudes avec le chronomètre de d'ARSONVAL, nous extrayons les suivantes nous semblant présenter un intérêt particulier.

Un *géant, (28 ans) avec infantilisme mental,* angoisses, phobies déterminées, présente les moyennes suivantes :

Temps de réaction tactiles simples, excitation au poignet droit, toutes les 10 secondes :

Moyenne : 18,3

Temps de réaction tactiles simples, excitation au creux poplité, toutes les 10 secondes :

Moyenne : 24,3

Temps de réaction audive simples, toutes les 10 secondes :

Moyenne : 25,7

Dans un cas d'*intoxication par le chloral* les temps de réaction auditifs simples toutes les 10 secondes nous présentent une moyenne générale de 28,24.

Les graphiques sont irréguliers, oscillants comme des graphiques d'émotifs. Nous y relevons un maximum de 50 et un minimum de 12. La fatigue est rapide.

Chez une malade *hypo-thyroïdienne* les temps de réaction auditive simples toutes les 10 secondes donnent une moyenne générale de 23,6.

Les graphiques sont assez réguliers, sauf vers la fin où la fatigue ne se marque guère que par l'irrégularité.

Si nous considérons nos temps de réaction pris sur des neurasthéniques nous les trouvons de deux sortes : le plus souvent très allongés, parfois aussi remarquablement courts. Il se produit en quelque sorte une crispation de l'attention autour de son objet qui n'a rien de commun avec l'attention automatique des hystériques de Pierre Janet. Les malades présentant ces temps de réaction exceptionnels nous ont semblé assez rares et sont plutôt des cérébraux, des inquiets, des nosophobes que des neurasthéniques proprement dits. Leurs fonctions cérébrales sont bien moins atteintes qu'ils ne le pensent et qu'ils ne le font parfois croire au médecin et les grands efforts d'attention qu'ils font pour se rassurer eux-mêmes sont généralement couronnés de succès, résultat d'ailleurs excellent, comme nous avons pu le constater, pour leur hygiène mentale.

Tel est le cas de notre malade Champ. ; la moyenne générale de ces temps de réaction auditive simple est de 15,1. Dans ce chiffre il faut comprendre toutes les réactions du sujet ; fidèles en effet au principe que nous annoncions ci-dessus (p. 26) nous ne négligeons jamais, en psycho-pathologie, les premiers temps de réaction obtenus. Les expériences chez ce malade pouvaient être prolongées plus d'une demiheure sans amener de fatigue appréciable autrement que par une légère irrégularité de la courbe des réactions.

CONCLUSIONS GÉNÉRALES

Nous venons de suivre le labeur patient des psychologues expérimentateurs; nous venons de leur demander des données psycho-pathologiques sur cette forme à la fois supérieure et primordiale de l'intelligence : l'attention. Si leur effort n'a pas été vain, si nous-mêmes avons su, de leurs expériences multiples et diverses, retenir l'essentiel, nous devons maintenant en pouvoir tirer quelques conclusions qui, pour modestes qu'elles soient, contribuent cependant, — au moins nous l'espérons, — à jeter un peu de lumière sur la psychologie complexe de l'attention.

Pour faciliter notre propre tâche et celle des chercheurs qui, avec nous, demandent une syn-

TABLEAU SYNTHÉTIQUE
des principaux résultats expérimentaux

ANNÉES	NOMS D'AUTEURS	ÉTAT DU SUJET	ÉTAT DE L'ATTENTION
1875	Sancte de Sanctis.	Anémie produite par le jeûne.	Hypoprosexie.
1877	Sancte de Sanctis.	Affaiblissement intellectuel chez un impulsif.	Aprosexie avec perfectionnement des fonctions automatiques.
	Obersteiner.	Affaiblissement intellectuel.	Hypoprosexie.
18[illegible]	Buccola.	Affaiblis. intellectuel et aliénation mentale.	Allongement des temps de réaction et d'association.
1885	Charles Richet.	Intoxication par le hachich.	Hypoprosexie.
1885	Tschisch.	Affaiblissement prédémentiel.	Réduction du temps d'association. Temps de réaction contradictoire.
1888	A. Rémond (de Nancy).	Névropathes, aliénés et déments.	Hypoprosexie dans la plupart des troubles mentaux; hyperprosexie chez les épileptiques. Temps de réaction normaux chez les hémiplégiques avec contracture du côté sain.

ANNÉES	NOMS D'AUTEURS	ÉTAT DU SUJET	ÉTAT DE L'ATTENTION
1889	MARIE WALITZKY.	P. G. évoluant vers la démence.	L'attention consciente diminue progressivement jusqu'à devenir nulle, tandis que l'attention automatique accrue dans la première période subirait un affaiblissement dans la seconde pour se relever de nouveau dans la période nettement démentielle.
1898	F. RAYMOND et PIERRE JANET.	Hystériques et psychasthériques.	Hypoprosexie.
1898	PIERRE JANET.	Hystériques et psychasthériques.	*Courbes paradoxales* démontrant le développement de l'attention automatique au détriment de l'attention consciente. L'existence de ces réactions automatiques ne doit jamais être oublié dans l'analyse d'une série de temps de réaction.
1903	WIERSMA.	Neurasthéniques, hystériques, aliénés.	La fixation de l'attention est en rapport avec l'état mental affectif des sujets et est atteinte surtout dans les états dépressifs.

ANNÉES	NOMS D'AUTEURS	ÉTAT DU SUJET	ÉTAT DE L'ATTENTION
1903	CONSONI.	Faibles d'esprit.	Hypoprosexie.
1906	A. MARIE (de Villejuif).	Déments, période avancée.	Allongement considérable des temps de réaction.
1906	J.-P. NAYRAC et CL. CHARPENTIER.	Aliénés.	Hypoprosexie et surtout hyperoscillation d'une réaction à l'autre.
1907	ROGUES DE FURSAC.	Aliénés.	Les erreurs graphologiques des sujets étant considérés comme des *mental tests*, établissent l'hypoprosexie dans la plupart des troubles nerv. et mentaux.
1907	N. VASCHIDE et RAYMOND MEUNIER.	Gigantisme avec infantilisme mental.	Allongement des temps de réaction.
1908	A. MARIE (de Villejuif) et RAYMOND MEUNIER.	Intoxication par le chloral — et hypo-tyroïdienne.	Hypoprosexie.
1908	RAYMOND MEUNIER.	Neurasthéniques.	Dans certains cas neurasthéniques exceptionnels, hyperprosexie produite par une sorte de crispation de l'attention sur son objet.

thèse et une interprétation des faits, nous avons cru utile de réunir dans le tableaux synoptique ci-joint les principaux résultats obtenus. Nous aurons ainsi condensées en quelques phrases brèves, les conclusions partielles auxquelles les expérimentateurs eux-mêmes sont arrivés. Une lecture de quelques instants nous mettra à même d'apprécier les résultats de plus de trente années de travail.

Ces résultats demandent d'ailleurs une interprétation. L'interprétation en effet conserve en psychologie expérimentale plus qu'en tout autre science un rôle prépondérant, ce rôle est peut-être ce qui la rend si attirante pour tous les penseurs. Les faits du reste n'en restent pas moins les faits et lorsque le dispositif expérimental a été décrit, lorsque le document psychologique demeure, qu'importe notre plus ou moins grande ingénuité ! Si ce n'est nous, un autre viendra qui tirera des faits épars, la conclusion définitive, et les critiques de certains savants, qui attaquent volontiers cette nécessité de l'interprétation individuelle en psychologie, nous semblent tout à fait illégitimes.

Remarquons en effet qui si l'on s'en tient aux conclusions ressortant immédiatement de l'étude des phénomènes particuliers on s'expose aux plus graves erreurs. C'est ainsi que le psychologue qui vient de lire que chez les obsédés et les hallucinés, Remond constate l'allongement du temps de réaction, pourra conclure grossièrement à un état d'hypoprosexie accompagnant ces troubles mentaux. Nous avons vu cependant que Ribot considérant les seules données cliniques et les analysant en psychologue considérait ces mêmes malades comme des hyperprosexiques. Nous nous croyons nous-mêmes autorisés par les mêmes données expérimentales et cliniques à les considérer simplement comme des paraprosexiques ainsi que nous allons le voir.

Peut-on d'ailleurs parler, lorsqu'il s'agit de la *pathologie* de l'attention de *troubles hyper?* Lorsqu'il s'agit des diverses sensibilités, des mémoires, des sentiments, nous concevons fort bien les troubles par hypertrophies de la fonction, mais en parlant d'attention nous ne pouvons concevoir que des états *hyper* pouvant se rencontrer dans des états mentaux pathologiques mais n'annonçant en rien par eux-mêmes un trouble de la fonction.

Que fait-on en effet lorsque dans un laboratoire, avec les meilleurs techniques possibles et toute la compréhension psychologique désirable, on tente d'apprécier le degré d'attention d'un sujet? On cherche tout simplement à mesurer son attention d'adaptation consciente et consentie, et rien d'autre. Mais l'attention n'est-ce que cela? Certes non.

Lorsque nous avons avancé dans notre premier chapitre que l'attention était à l'intelligence ce que l'irritabilité réflexe était pour le système nerveux, nous avons voulu exprimer par ce mot l'universalité de son action dans l'ensemble de nos fonctions mentales. Nous dirions presque qu'elle est une faculté sans laquelle il n'est plus de vie mentale concevable, si ce pauvre mot de faculté n'avait été définitivement déshonoré par l'emploi illégitime qu'en firent certains philosophes du XIXe siècle. Si l'attention, par son mécanisme interne, nous paraît une et toujours semblable à elle-même, il n'est pas moins vrai qu'elle se présente à nos expériences et à nos observations cliniques sous les formes les plus diverses. Le même processus psychologique aboutit, non plus seulement à ces deux formes proposées d'attention spontanée et d'attention volontaire, mais aux aspects si divers d'attention consciente, d'attention automatique, d'attention émotive consciente ou subconsciente, d'attention intellectuelle consciente ou subconsciente, etc.

Si pourtant de cette conception à laquelle nous ne sommes d'ailleurs arrivés qu'*a posteriori*, après une sérieuse expériences des travaux de laboratoire, nous cherchons à proposer quelques conclusions générales sur la psychopathologie de l'attention, nous fondant sur les recherches des auteurs et sur les nôtres propres, disons que :

1° L'hypoprosexie accompagne tout les états d'infériorité intellectuelle, soit acquis, soit congénitaux, stationnaires ou progressifs.

2° L'hyperprosexie, au moins momentanée, peut accompagner exceptionnellement certains états névropathiques. Cette hyperprosexie représente un état et non un trouble.

3° La paraprosexie nous semble être la caractéristique même de toutes les maladies mentales à forme délirante. Il ne s'agit point, avec nos moyens actuels d'investigation, d'évaluer quantitativement ces états d'attention morbides ou seulement anormaux qui diffèrent entre eux qualitativement.

4° La distraction nous apparaît soit comme une simple hypoprosexie passagère, soit comme une incapacité de l'attention à subsister sur un de ses aspects déterminés, comme une désorientation mentale.

Ajoutons à ces conclusions que l'attention n'est un état artificiel que considérée comme fonction d'adaptation à un milieu social normal et nettement limité. Si au contraire nous la considérons d'un point de vue psycho-biologique et dynamique, comme nous essayons de le faire, elle devient l'état le plus naturel de notre vie mentale.

TABLE DES MATIÈRES

Imprimerie Générale de Châtillon-sur-Seine. — A. Pichat.

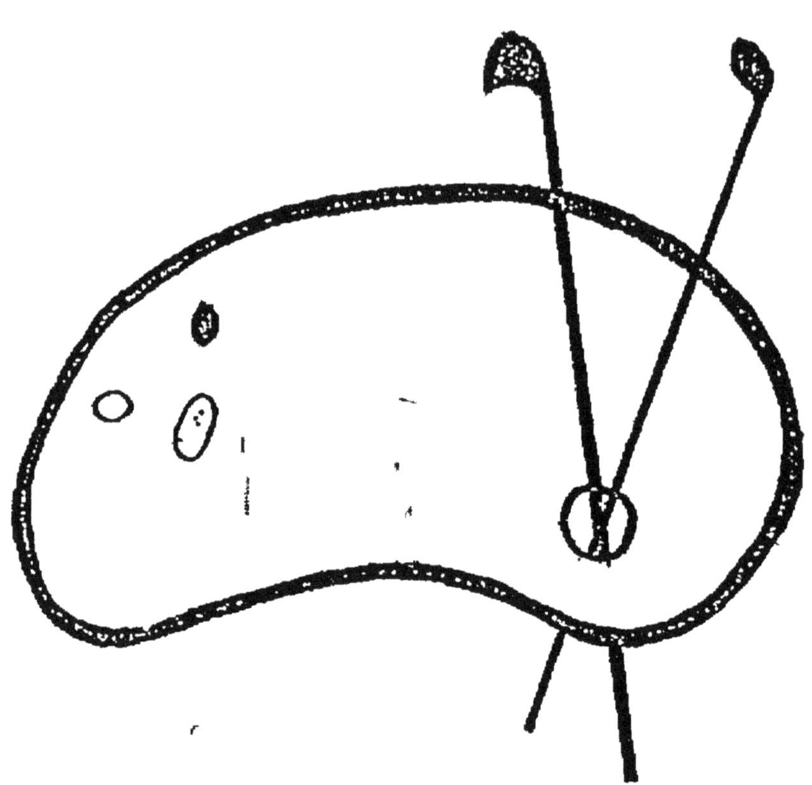

www.ingramcontent.com/pod-product-compliance
Ingram Content Group UK Ltd.
Pitfield, Milton Keynes, MK11 3LW, UK
UKHW012233240726
13966UKWH00003B/1080